U0772721

岭南中医药文库·典籍系列

仲景归真

清·陈焕堂 编

广东省出版集团
广东科技出版社
·广州·

图书在版编目（CIP）数据

仲景归真/（清）陈焕堂编. —影印本. —广州：广东科技出版社，2009.6
（岭南中医药文库. 典籍系列）
ISBN 978-7-5359-5076-5

Ⅰ. 仲… Ⅱ. 陈… Ⅲ. 伤寒论—研究 Ⅳ. R222.29

中国版本图书馆 CIP 数据核字（2009）第 050876 号

责任编辑：邓　彦
封面设计：丁青云　李　宏
责任校对：吴丽霞
责任印制：严建伟
出版发行：广东科技出版社
（广州市环市东路水荫路 11 号　邮码：510075）
E - mail：gdkjzbb@21cn.com
http://www.gdstp.com.cn
经　　销：广东新华发行集团股份有限公司
印　　刷：广州市岭美彩印有限公司
（广州市花地大道南海南工商贸易区 A 幢　邮码：510385）
规　　格：889mm×1 194mm　1/32　印张 23　字数 460 千
版　　次：2009 年 6 月第 1 版
2009 年 6 月第 1 次印刷
定　　价：79.00 元

如发现因印装质量问题影响阅读，请与承印厂联系调换。

《岭南中医药文库》组委会

总顾问　张德江　黄华华

顾　问　林　雄

主　任　钟阳胜

副主任　雷于蓝　姚志彬

委　员（按姓氏笔画排序）

王桂科　朱仲南　刘　昆　刘富才　关则文

杨　健　杨以凯　杨兴锋　杨建初　李兴华

李夏铭　陈　兵　陈元胜　陈俊年　罗伟其

郑广宁　秦　颖　顾作义　黄　斌　黄小玲

黄达全　黄尚立　梁国标　梁耀文　彭　炜

《岭南中医药文库》编委会

总顾问　邓铁涛

总主编　徐志伟　彭　炜

编　委（按姓氏笔画排序）

王新华　邝日建　刘小斌　吕玉波

朱家勇　李　剑　李昭醇　李梓廉

陈　群　陈蔚文　陈德伟　曹礼忠

《岭南中医药文库》出版工作委员会

主　　任　陈　兵　黄达全

副 主 任　崔坚志　傅东伟　苏北建

项目策划　李希希　邵水生　苏北建

项目组成员　苏北建　李希希　邵水生　邓　彦

丁嘉凌　吕　健　郭怡甘　严建伟

吴丽霞

《岭南中医药文库·典籍系列》选编工作委员会

主　任　李　剑　李昭醇

副主任　倪俊明　曾　召

顾　问　靳士英　赖　文　王贵忱　张横柳

委　员（按姓氏笔画排序）

王小平　卢银兰　沈创鹏　张晓红　张毅之

陈晓玉　陈冀慧　林子雄　饶　媛　柴雅倩

黄永秋　黄琦琨　梁美玲　曾　强　蒙碧玉

序

岭南，在传统上是指越城、大庾、骑田、都庞、萌渚五岭以南的地区。这个地区的地理和人文环境富有特色，是我国地域文化中的重要分支。广东是岭南地区的核心地域，近代以来社会经济和科技文化发展均走在地区的前列。在这里，传统中医药以独特的作用深得人们信赖，一直呈现生机勃勃的局面。

二〇〇六年以来，广东省委、省政府先后出台了多个促进广东中医药发展的重要文件，提出要将广东从『中医药大省』建设成为『中医药强省』，这无疑为广东中医药的腾飞增添了巨大的推动力。其中，《岭南中医药文库》（以下简称《文库》）的出版就是一项具体的措施。遵《文库》编委会之嘱作序，略述感言如下。

一

从中国文化发源来看，中国文化的主流发源于中原一带。中医药学是从中原传入岭南的。晋代有葛洪、支法存、仰道人等活跃于广东，唐代开始有李暄《岭南脚气论》等以岭南为名的方书，可见医学与岭南挂钩，岭南医学成为中医药学科的一个分支，为时至少已有千多年了。

晋唐时期，岭南的中医学就已经体现出自身的特色，例如在研究当时流行的脚弱病（脚气病、维生素B_1缺乏症）方面成果突出。唐代《千金要方》卷七论风毒状第一：『论曰，考诸经方往往有脚弱之论，而古人少有此疾，自永嘉南渡，衣缨仕人多有遭者，岭表江东有支法存、仰道人等，并留意经方，偏善斯术，晋朝仕望多获全济，莫不由此二公。』可见岭南医学善于创新。另外，从《千金要方》、《外台秘要》、《肘后备急方》等书中还可见葛洪、支法存等对蛊毒、沙虱热（恙虫病）、疟疾、丝虫、姜片虫等传染病有不少治疗方药，对岭南热带地区传染病的研究成就亦较为突出。这些成就不是由中原带来，而是吸取多地民间医药精华，加以总结得之。

宋代开始，岭南医学界人才辈出。先有陈昭遇，开宝初年至京师为医官。陈昭遇与王怀隐等三人历时十一年编成《太平圣惠方》；又与刘翰、马志等九人编成《开宝新详定本草》二十卷。绍兴年间（公元一一三七年），潮阳人刘昉著的《幼幼新书》为岭南儿科学的发展奠定了良好的基础。可见宋代岭南已有国家级的医家出现。元代释继洪撰《岭南卫生方》，其中就收录了不少宋代医家的经验方，标志着具有岭南特色的方药学已初步形成。

明清时期是岭南中医学大发展的年代。明代，有丘浚、盛端明等有名望的医家出现；还有浙江人王纶所著的《明医杂著》，是其在广东布政司任内完成的；一代名医张景岳的《景岳全书》，在粤地一再印行传世。上述著作对岭南医学的影响很大。清代，对全国有较大影响的医家何梦瑶，被誉为『南海明珠』；儋州罗汝兰著《鼠疫汇编》，丰富了对急性传染病的诊治经验；清末，西洋医学传入我国，岭南首当其冲，出现朱沛文等主张中西汇通之医家。岭南医学的中医小儿科继续取得突出成就，在清代中期刊行了罗浮山人陈复正的《幼幼集成》后，清末又有程康圃著《儿科秘要》，由博返约，把儿科证候概括为八门（风热、急惊风、慢惊风、慢脾风、脾虚、疳积、燥火、咳嗽）；治法约以六字（平肝、补脾、泻心），举一反三，给人以极大的启发。民国时期儿科名医杨鹤龄继承程氏学说，著《儿科经验述要》。杨氏在育婴堂从十七岁起独立主诊病婴，每天巡视、处理危重病婴数次，故育婴堂可称儿童医院之雏形。他积累了丰富的治疗危重病儿的经验，后来自己开业，日诊两三百人。西医张公让曾不断观察其诊证，亦深为佩服其医术之精也！

而广东草药在清代至民国时期也得到很好的整理，名作有何克谏的《生草药性备要》、《增补食物本草备考》和萧步丹的《岭南采药录》等，为中药材增加不少岭南草药品种。

上述可见，岭南医学至清代挟其岭南之特色已达相当高的水平，但岭南医学之发展达到高峰则是在民国时期后，主要是在医学教育培养人才方面成绩突出。光绪三十二年（公元一九〇六年）广州就有医学求益社之成立，相当于今天的医学会，以文会友，每月一次。被评得第一名者，发表论文于报端。上月头名即为下一届论文的主审员，无形中开展学术之竞争。后继者有广州医学卫生社。民国后，学校教育开始举办，著名的有广东中医药专门学校与广东光汉中医专门学校，均为岭南中医学界培养了许多人才。虽然民国时期受国民党政府消灭中医的压迫，但岭南医学学术仍然日益繁荣，影响至香港和东南亚一带。中医药为岭南人民健康事业立下了不朽的功勋。

回顾岭南医学发展的脉络，晋代中原移民，带来的先进医术与岭南地区医药相结合；宋代以后，长江流域的医药学术带入岭南，又促进岭南医药学的发展，加上自身的成就，岭南医药学成为有浓郁的岭南特色的医药学派。历史同时也表明，医药事业与地区社会经济发展状况紧密相关。当代广东改革开放已先行多年，经济文化各方面都打下了厚实的基础，在有力的政策推动下，聚集人才。可以寄望今后，岭南中医药学必将产生飞跃的发展，实现中医药强省的目标。

二

研究地方医药学，其实也是为中医药学事业整体作贡献。自一九七七年美国恩格尔教授提出医学模式理论以来，西方医学正在由『生物医学模式』向『生物—心理—社会』医学模式转变。其实我国传统医学一开始就重视心理、环境因素，中医药学研究还不能脱离地理环境、社会环境、个人体质、时间因素，故应该因时、因地、因人制宜地去研究疾病预防和治疗。

对于环境与人类社会的关系，古今中外都有过各种讨论。我国伟大的历史学家司马迁，在《史记》中分别论述了四个主要经济区域与人的性格和社会风俗的关系。西方的亚里士多德也将地理环境与政治制度相联系，认为地理位置、气候、土壤等影响个别民族特征与社会性质。德国哲学家黑格尔的《历史哲学》也将地理环境看作是精神的舞台，认为是历史的『主要的而且必要的基础』，不同的环境会有不同的历史进程。至于自然科学，虽然研究的是事物普遍的客观规律，但科学也具有社会性的一面，客观规律在实际应用中总是有着对特定时间、地点与人群的针对性，不同地区的客观条件也对科学实践与发展有不同程度的影响。

医学既属于自然科学，又具有很强的社会性。医学技术的基本规律是一致的，但其实际应用必须考虑到个体的特点。中医自古以来就深刻地认识到这一点，注意地理环境、气候与人的体质对疾病和医药的影响，提出了『因时制宜、因地制宜、因人制宜』的原则。唐代《千金要方》指出：『凡用药，皆随土地所宜，江南岭表，其地暑湿，其人肌肤薄脆，腠理开疏，用药轻省，关中河北，土地刚燥，其人皮肤坚硬，腠理闭塞，用药重复。』就是具体的例子。

我国幅员辽阔，由于地理环境的差异和历史上开发的先后，各个地区医学发展水平不一。而每一个地区医学水平的提高，往往也充实了中医药学理论的实际内涵。元代朱丹溪对南方人体质和疾病的认识，就很好地补充了此前以北方经验为主的医疗知识。明清时期江南瘟疫流行，又促使了温病学派的形成。岭南地区的气候、地理环境和疾病谱也有特殊性，药材资源又相当丰富，若加以认真研究，完全有可能产生创新性理论。每一个地区中医药特点的形成，必然是对传统医学理论的继承性与实际运用的创造性相结合的结果。小的突破，至少丰富了中医临床的风格，增加了地方性的应用经验；大的突破，有可能形成新学说，带来整体性的变革。所以，研究地方医药学，其意义同样是相当深远的。

三

现代中医药研究，必须坚持以临床为出发点。近代岭南有许多临床水平出众的名医，饮誉国内外。现代岭南中医药发展应继承这一良好传统，抓好临床学术的传承。建设中医药强省的文件中很重视对名医学术的整理和对基层中医的培训，是十分有远见的。本套《文库》也注重对当代名中医学术经验的整理，这种整理就是学术传承的一种方式，并可为更多临床中医提供参考。

另外，岭南中医药的发展也应加强理论的研究。岭南医学发展历程如果横向比较，有全国影响或有重大突破的中医学理论著作还是不多的。这也许与以前岭南远离北方的传统政治文化中心有关。但在学术交流频繁、信息渠道通畅的今天，要想中医药理论有大的发展，关键还是要加强研究，提高水平，要对临床经验进行凝练和升华，对中医药理论进行务实的思考。近年，我们提出的『五脏相关学说』就在全国引起较大的反响，并被纳入国家『九七三』计划中医药理论基础研究专项。在处于思想解放前沿的广东，完全应该迈出更大的步伐，促进中医药理论的现代化。

现代中医药的研究，又完全可以应用最新科学技术。葛洪《肘后备急方》记载的青蒿治疗疟疾，经过多年的不断研究实践，目前已发展成为世界最先进的抗疟新药。中医药治疗艾滋病、SARS，在临床有效的基础上，对其机制的深入研究有助于阐明其科学原理。但这种研究必须坚持中医药学主体性和中医药理论的主导性。

同样，现代中医药的发展也离不开产业的支持。广东中药产业有着非常好的基础，中药的种植和中成药的生产销售成为许多地方的支柱产业之一。正像民国时期创立广东中医药专门学校的前辈所说：『中国天然之药产，岁值万万（现在已远不止此数了），民生国课，多给于斯。』产业的发展既带动了地方经济，又为中医药的研究提供了良好的条件。研究中医药产业的发展策略，也是重要的课题。

《文库》囊括了前述各方面。这些学术、临床、科研及产业等的成果和经验得以系统整理出版，是岭南中医药界的盛事。岭南先贤梁启超先生诗云：『世纪开新幕，风潮集远洋。』相信《文库》能以海纳百川的气魄，汇集新知，刊布精义，成为二十一世纪岭南中医药腾飞的基石！是为序。

邓铁涛

二〇〇八年四月

前言

岭南医籍，自晋代葛洪以降，层叠累积。至明清，卷帙渐增，名家辈出，逐渐形成了岭南医学源于中土，又有别于中土的流派特征。岭南医药的文献遗存，更成为深入研究岭南医药学的重要基础。据郭蔼春《中国分省医籍考》，现存广东省（含今海南省）医籍一百九十一种，广西壮族自治区共录医籍六十一种。两者合计共二百五十二种，与江苏省的一千四百五十四种和浙江省的一千一百一十二种相比，体现了岭南医家重实干而少著述的特点，传世医籍尤显珍贵。这些古籍历经百年沧桑，保存状况日益恶化，亟待系统地整理、编选、影印出版，以发潜德之幽光，启来哲之通路。

要推陈出新，须先古为今用。学术研究的发展离不开对前代旧籍的研究整理，中国历来有盛世整理前代文献、古籍，重刊典籍的传统。河平三年（公元前二六年），西汉政局甫定，成帝即命光禄大夫刘向等广收旧典，编校诸子篇籍，先秦文献传之后世，盖始于此。而医书、方技，幸列其中。至赵宋建元，更设『校正医书局』专司此事。新中国成立及至改革开放，文化部和国家中医药管理局虽然先后组织整理再版了一些重要文献，但限于条件，种类不多。二〇〇五年，广东省委、省政府提出要将广东建成『中医药强省』，并将岭南医药文献的研究、整理、出版提上日程。中医药发展恰逢盛世，值此中华民族伟大复兴的清明盛世，整理编印岭南医学文献正当其时。选编者本『继绝存真，传本扬学』宗旨，延聘有关专家共襄盛举，将分藏于各地具有学术研究价值和珍贵文物价值的岭南中医药典籍，有计划地利用现代印刷技术复制，以飨后学。

此次选编出版岭南医学典籍，同人等力求甄选，真实反映岭南中医药学各学科门类学术发展的典籍，呈现典籍原貌，并对各典籍的出版、馆藏、主要学术思想和突出贡献等进行初步介绍，使之既符合古籍整理的常规，复兼顾中医药典籍的特点，仅作部分技术处理，俾存古人之旧。

由于历史原因，岭南医药典籍散布各地，同人等虽力求掌握每种版本的全面情况，确保选编质量，惟卷帙浩繁，遗漏、纰缪之处在所难免，尚望方家指教，以待来者。

李 剑

二〇〇八年十一月

影印说明

《仲景归真》又名《伤寒论归真》，清陈焕堂编。陈焕堂，字福养，广东东莞人，生平不详。清道光二十九年（一八四九年）其同乡蒋慎存（俞轩）为本书所做的序言中，称『陈焕堂先生，吾莞名医也。积生平精诣，著《伤寒论归真》一书以问世，未付梓而殁，殁后遂失传』。蒋氏云『知其书之足以济世也，多方搜罗始得之。而数十年中，劫于水者一，劫于火者一，劫于兵者一』。以此推断，此书成稿年代，当在付梓出版的二十年前，即一八二九年或更早。此外，书中多处提及《医宗金鉴》，而《医宗金鉴》最早于一七四二年刊行，故此书的成书日期应在一七四二年至一八二九年间，即在清乾隆嘉庆道光三朝间。沈英森主编的《岭南中医》认为陈氏生活于清嘉庆道光年间。清光绪五年（一八七九年）《广州府志·艺文略》、民国十年（一九二一年）《东莞县志·艺文略》、《广东文物特辑·人文门》均收录本书，惜未见作者传。

从全书内容来看，陈氏对仲景学说造诣颇深，理论方面多有发明。他临证善用仲景方，对时医喜用轻浅时方以塞责的做法提出了尖锐的批评。本书既有他对伤寒论不同专题的深入研究心得，又有根据原文和自己临证经验而总结的识症用方歌诀，可谓深入浅出。

陈氏的学术思想特点有四：

一是针砭时医之流弊，力倡仲景之正流。集中在卷一的《伤寒醒俗》中，『醒俗』意即『醒世人之惑』。在《畏用古方缘由》一篇中，陈氏举出几种不用古方的理由，一一加以辨析。如有人认为麻桂二方只能治外感，不能治杂病，本书即列举了麻黄汤加味治疗杂病的许多方法，并说：『若仲景一方止治一症，亦成不得圣医之方矣』。有人认为麻桂诸方凶险难用，甚至有『桂枝下咽，阳盛即亡』之说，陈氏则认为这是由于『近来医家头痛治头，脚痛治脚……实在分不出阴阳表里来，故不敢用此等方耳』。以陈氏丰富的临床经验，此说可谓持之有据。陈氏生活于岭南，目睹周遭医生囿于『南方无正伤寒』之论而不敢用伤寒方，遂立论驳斥此说，认为伤寒为人伤于风寒之病，非怪异之病，南方人断无不患此病之理。关于伤寒方用药量，他认为时医之所以用药量小，一是泥于治内伤方的特点，内伤方药量常小；二是由于识力不透，用药如张罗，多设其网，所以多设其药。复引自己与乡人用重剂愈病案例以为反证。

二是力斥陶节庵、张景岳伤寒治法之误，破中有立。其卷二至卷三『伤寒觉悟』之名，其意即在力陈对时医影响较为广泛的伤寒代表医家之非，目的『欲醒觉后觉无为前人所误』。如陶节庵主张九味羌活一方能通治温暑四时风寒，可代麻、桂、青龙三方。陈氏谓此乃节庵识见之误，以为桂枝汤专治风，麻黄汤专治寒，大青龙汤专治风寒夹火。若从方证相应之说言之，则麻、桂、青龙各有对应之证，『问方可以知症』，而九味羌活汤则无此功能，因而对『不辨表里阴阳，浅深顺逆，传经与不传经』，只缘见风寒外感，即以一方通治的做法颇不以为然。又陶氏认为，麻、桂二方只宜冬月严寒之正伤寒，其余三时（春、夏、秋）宜用辛凉发散。陈氏认为此说致『今世皆以伤寒为寒，伤暑为热』。所谓冬用辛温，三时用辛凉，应仅指发表而言，若认为冬时之病放胆用温，三时之病放胆用凉，则大谬。并告诫医家，『秋冬亦知有温暑，春夏亦知有伤寒』。

书中还对景岳不问症邪之凶险及传经与否，治伤寒首重补虚的观点进行了辩驳。如景岳云：『痞满燥实坚五者俱，而后可下。』又云『下不嫌迟，恐内不实，而误攻之，必至不救。』陈氏则认为此论过于保守，援引六条经文，谓此六证『乃仲景所谓急下，刻不容缓者也。……景岳知畏大黄芒硝能伤人，而不知畏病邪之伤人更大』。遍观景岳太阳、阳明、少阳病之治法，陈氏指出『因景岳先存今人常虚之偏见，反以内伤之法以治伤寒，则一误到底而不觉』。对于分属太阳、阳明和少阳的麻黄汤证、大承气汤证和小柴胡汤证，认为有是证则当用是方，方不为后世浅学所惑，更不能以『内伤之法治伤寒』。这是难能可贵的。此外，对于景岳的『今人常虚』、『阳常不足』、『伤寒须补』、『虚人始病不虚人则不病』的观点，陈氏一一指陈其弊，论说颇有见地。然陈氏之辩驳语虽激烈，持论却不偏颇，『所辨二子者为伤寒一道耳，非敢轻论二子医学长短』。

三是主张照仲景正方正法医治外感伤寒。其卷四至卷五为『伤寒引正』，盖取『引后学归于仲景之正传』之意。其中包含了陈氏研究《伤寒论》的数篇心得。首先，陈氏主张正本清源，理顺《内经》伤寒与仲景伤寒的关系，其论在《论仲景伤寒补内经之未逮》一篇中。其次，他主张学习伤寒要守住仲景正法正方，并颇多个人发明。如在《不识伤寒不能精治外感论》篇，陈氏提出：伤寒有营卫之证，外感亦有营卫之证，伤寒有三阳证候，外感亦当有三阳证候。『不读仲景，不辨三阳证候，即不能医治伤寒，既不能治伤寒，亦岂能精治外感乎？』认为外感即伤寒之别名，原同一类，治则同法，药则同方。在《四时受病伤寒不同》篇中，陈氏以四季和八卦立论，认为冬季是复卦，一阳来复；春季则是泰卦，因此冬春二季，其病多热。夏季为姤卦，『苟为风寒所侵，身外之阳气或有不支，则寒邪可能直入』，多成三阴之阴证。至于秋季，在卦为否，故秋季阴阳混杂，寒热夹杂之病较多。在《论阳脏无直中阴脏无传经》篇中，认为人之五脏有阴阳之素偏者，阳脏多热症，阴脏多阴寒。阳脏者患伤寒，则必有传经而无直中；阴脏者患伤寒，则不传经而有直中之阴证。故『学者诊病，须先察其平日脏气为着紧』。这些议论实发前人所未发。

四是方证理解精深，加减变化灵活而不逾矩。在《伤寒问方知症歌诀》中处处可见，非临床常思常用者不能如此周全而精微。反映了陈氏作为经方临床家的功底。

陈氏主张由博返约，由难转易，示人以方便之门。在《伤寒引正》下篇中，列出了『初学入门二十六诀』。包括病因、经络起止、传经次第、伤寒总脉、表证、里证、阴证、阳证、验舌法、夹食论、忌参辨、三总病四总方等专题。每条目下均附七言诀，使读者易于记诵。

为了使伤寒方便于应用，陈氏还撰《问症知方歌诀》和《问方知症歌诀》二卷。他将《伤寒论》一切方症，全数编诀。上卷症诀，先将六经全盘稽核，同症分经，尽数指明，俾『熟读一症诀，即能医治一症』。下卷方诀，指明药味、应治之法，教人『熟读一方诀，自然善用一方』。这正是陈氏本意——使《伤寒论》归于本真而利于初学。

该书现存四个版本。其中道光二十九年己酉（一八四九年）五云楼刻本，藏中国中医科学院图书馆；道光二十九年己酉（一八四九年）光华堂刻本及清光绪三十三年丁未（一九〇七年）四美堂刻本，皆藏于广州中医药大学图书馆；另有台湾嘉义市民国五十二年（一九六三年）版，藏于台北市立图书馆。其中广州中医药大学图书馆所藏清道光二十九年己酉（一八四九年）光华堂刻本，刻工精审，保存完好，故以其为底本进行影印，以飨读者。

曾　强

清·陈焕堂 编

仲景归真

据广州中医药大学图书馆馆藏清道光二十九年己酉（一八四九年）光华堂刻本影印

仲景歸真

楊洪亮

广州中医学院
图书館
图 书

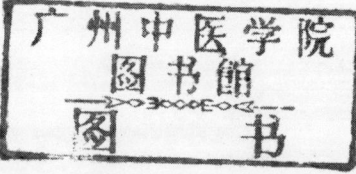

道光二十九年鐫

粵東莞邑南溪陳煥堂纂輯

仲景歸真

光華堂梓

广州中医学院
图书館
图　书

嶺南醫學叢書

序

陳煥堂先生吾莞名醫也積生平精詣著傷寒論歸真一書以問世未付梓而歿歿後遂失傳吾知其書之足以濟世也爰多方搜羅始得之而數十年中一劫於水者一劫於火甚一劫於兵者一雖不無散失錯漏屢爲編次全璧復完向每恨其書

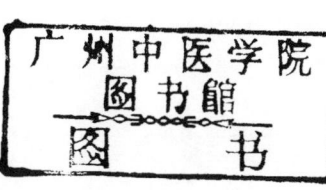

之不傳今又幸其書之得傳且又懼
其書之終失傳也爰付棗梨廣
厥傳焉庶於世有裨乎是則存之
志亦即
先生之志也
道光己酉仲春東莞蔣揁存謹識

仲景歸眞自序

上古醫書無傷寒者少。大率皆爲有法而無方。獨內經取其症候治法言之。而又未詳明。止以入府未入府分表裡。止以汗下二法。以爲治。中智之士。猶難宗而用之。故有許日施治之悞。及至後漢。始得仲景張公創著傷寒金匱等書。詳列証候方法。並傳爲世大用。誠醫門之聖書也。學者不讀仲景。則不可以稱醫。近今之世。固無人敢非議仲景。且間人人推戴仲景。則人人宜熟習仲景之法。及見論治傷寒。製方用藥。

似乎人人皆忘郤仲景。而又背叛仲景。然則人人之稱仲景習仲景者。誠不知仲景。而假冒乎宗仲景之名也。意其初必承訛襲謬。以為仲景麻桂等方可以誤人。雖粗讀仲景之書。粗識傷寒方症治法。而無此胆量。無此識力。遂不敢全用仲景方。予其背而去之也固宜。嗟乎。麻桂等方既不敢用。而傷寒太陽一經失其正法正方。留延傳變。枉夭人命。何可勝數哉。予生平篤信仲景之書。熟讀精思。而有得心應手之處。且懲世之訛謬。故取仲景之法。薈萃處書逐層辨闢。

遂欵指陳點醒迷津引歸正道書分七卷而統名之曰仲景歸眞是皆從先師之眞法眞方而來不敢自作聰明妄加異議所以爲眞也所以爲歸眞也且見得仲景方法較之後世庸醫大不相同如舍此而他適者非歸眞者也即使口稱仲景輕心習仲景托名宗仲景皆非歸眞者也惟眞歸乃不負仲景說仲景則必要歸眞知歸眞庶可以濟人而利物也讀是書者能得仲景之眞詮並鑒予之眞意是以爲序

東莞陳煥堂識

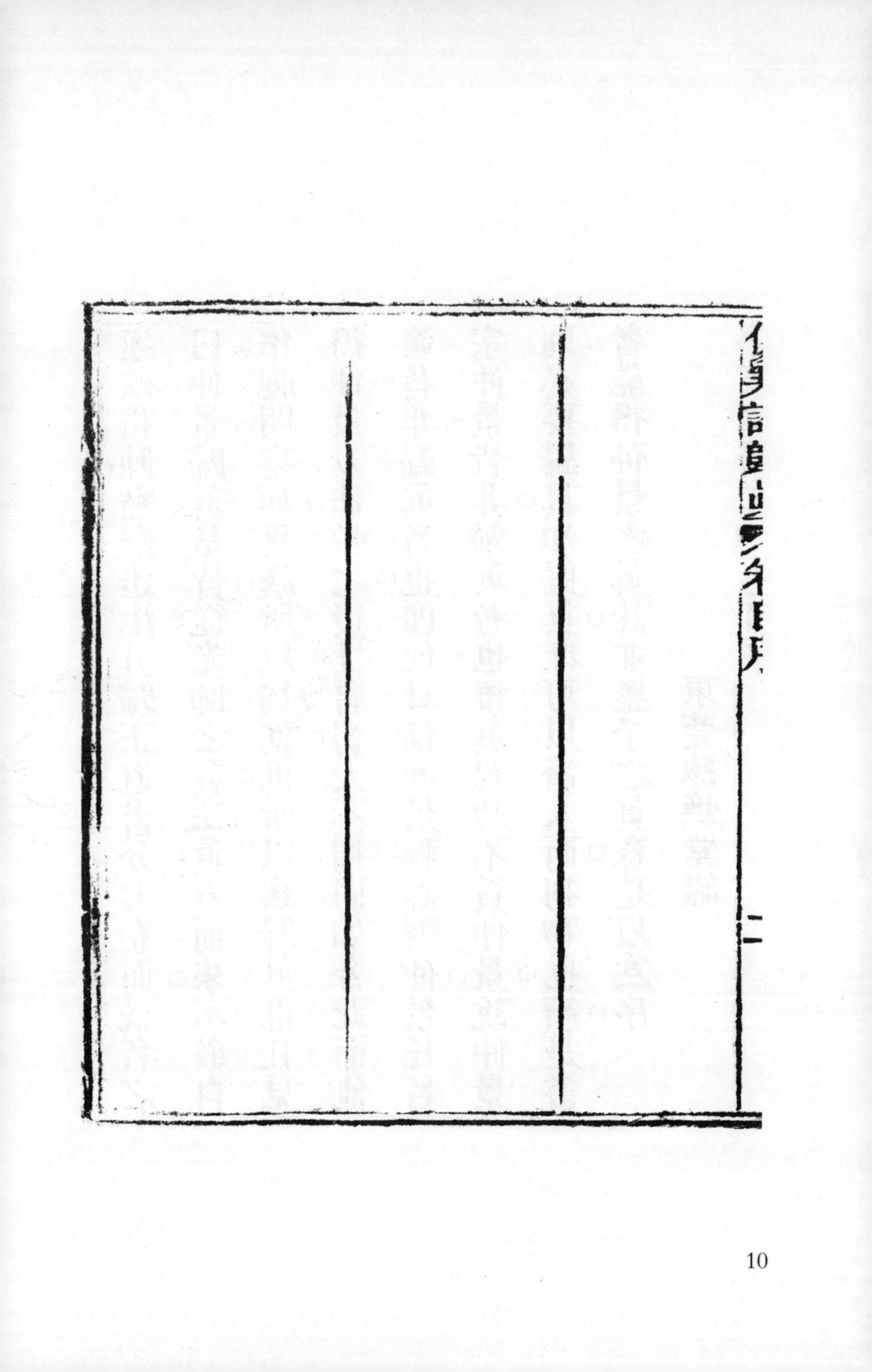

仲景歸真總目

東莞陳焕堂薌齋纂輯

同邑王督佐少漁批點

蔣鎮存俞軒參

王　蓮池生較

首卷

傷寒醒俗

貳卷

傷寒覺誤上論辨陶節菴

叁卷

目終

仲景歸真

目錄統綱全列

一卷傷寒醒俗目錄

辯陶節菴謗麻桂二方

辯陶節菴一方代三方

辯陶節菴謗叔和遺失溫暑之方

辯陶節菴蒘散疏弊

辯麻黃發表不過於猛桂枝和中不過於溫

辯陶節菴三十七方

辯風寒不拘四季

辯陶節方皆有羌棗

辯陶節方不足為法

三卷傷寒覺誤下目錄

辯景岳傷寒治法

辯景岳不分風寒

辯傷寒中風

辯景岳今人常虛

辯景岳陽常不足

辯景岳虛人始病不虛人則不病

辯傷寒須補

辯景岳補陰益氣煎

辨景岳五柴胡飲

論熟地

附論景岳痘科

原誘

四卷傷寒引正上

不識傷寒不能精治外感

府字論

仲景傷寒補內經未逮

傷寒治法

傷寒全方歌訣

備錄覃懷東文備考

醒俗小引

有友人問予曰：吾亦知子之醫術有年矣，何以子之同道者莫不詆誹，謂子開口說仲景，開手用麻桂，不顧人之元氣，子亦有說乎？予曰：有。是所謂不登高山，不知平地耳。友瞿然驚訝曰：子誠聖醫耶？予曰：予非醫聖，而實習醫聖之書者也。世俗所尚者，節菴、景岳；予所宗者，惟仲景。節菴、景岳之傷寒，予生平所鄙薄，則習節菴、景岳者之詆誹於予也，亦宜。友曰：子亦太誇，若輩豈總不讀仲景之書乎？予曰：雖讀而不專功無益也。況習節菴景岳甚易，習仲景甚難。習之易者，人多事奉之；習之難者，人自厭棄之。又況仲景之方法，更誣久矣。故人日聞仲景之誣，而不敢用，然則眞讀仲景之書，知仲景之法者，誰哉？友曰：子何以見得仲景之是，而節菴景岳之非也？予曰：予初學醫，即習節菴景岳矣，因於傷寒一道，祇見其謬，而未見其功。後承庭訓，改習仲景，而大有所得，因彼取此，豈嘗不分其是非哉？友曰：此意子獨知之，人誰肯信，倘有懸擬釋我之疑否？予曰：當今朝廷頒行醫宗金鑑教人於傷寒一道專功習仲景書足爲據友曰誠然但仲景之麻桂青龍等方兇險難用其如之何予曰仲景之受誣世人之不幸也若果兇險

朝廷豈肯頒行天下乎是可見習仲景者必遵仲景之方爲是而世之習新書用新方者誠爲非也友曰吾今乃曉然於仲景爲傷寒之聖書矣但邪說橫行勢將以黑爲白無怪予之受謗予乃歷歷指出仲景之是節菴景岳之非是醒世人之惑譬如指破迷途回登

覺岸子大有功於世矣。予曰不敢言功。特具憫世之心久矣。多年力不從心。今勉論數篇。聊以問世。孰是孰非。必有能辨之者。

仲景歸眞

首卷傷寒醒俗目錄

一世人畏用仲景之方原由

或曰仲景張公之麻桂青龍承氣附子等方世人少敢遵用豈近今來卽少此等所治之症乎抑此等方不善乎予曰先師因病製方豈有不善之理此等諸方乃治表裡陰陽不易之方也今世豈無表裡陰陽之症耶是故因近來醫家頭痛治頭腳痛治腳又少習仲景之書不知表症宜發表裡症宜攻下陰症宜溫經陽症宜清火實在分不出陰陽表裡來故不敢用此等方耳況且病家亦不敢輕服此等之藥因歷

來庸醫多而明醫少故也而世人多以庸醫反作明醫者以凡人常情從多不從少即如十人居坐九人說是而一人說非人固信其九而不信其一也又誰能分得明醫與庸醫哉或曰此等之方世人少用起自何朝子曰起自王叔和之時因傷寒論內有說麻黃湯症誤用桂枝者則有處其結胸又桂枝湯症誤用麻黃者則有慮其亡陽風寒兩感躁煩而有汗脈微者誤用青龍則有筋抽肉瞤然則不能辨風寒之輩則麻桂青龍總少用矣又有陰症似陽陽症似陰

彼不能分辨陰陽則附子承氣揔必用矣兼之叔和傷寒例內又說得傷寒傳變凶險反掌殺人又有桂枝下咽陽盛者斃承氣入胃陰盛者亡此等危言世人豈敢再用桂枝承氣哉而麻黃青龍附子等方甚於桂枝更不敢用亦可知矣然則仲景之麻桂青龍承氣等方人不敢用自王叔和之時已然矣

或曰世謂南人並無真正傷寒所患者皆外感早暮之風寒但宜參蘇敗毒九味十神小柴加減景岳五柴等足以治矣無須麻桂青龍覇道之劑其說然乎

予曰世人所設外感諸方皆係夾雜之藥可治風寒夾雜之症者麻桂青龍所治者寒傷營風傷衛以營衛兩傷而設但謂南人無不夾雜症之傷寒可也若謂南人並無正傷寒不可也果係輕淺外感風寒夾雜之症但用外感諸方可矣若果傷營傷衛的與麻桂青龍所治之症吻合者則當用麻桂青龍為是但問汝見今人有患發熱惡寒頭痛無汗之症乎曰常有之曰此即寒傷營宜用麻黃湯之症矣汝又見有發熱惡寒頭痛有汗之症乎曰多見之曰是即風傷

衛宜用桂枝湯之症者矣仲景論內三百九十餘證
內中分晰輕重桂枝之症偏多麻黃之症尚少輕症
多重症少所立險症諸条皆係誨人誤治變症而設
者豈可擅謂南人竟無真正傷寒哉初因庸醫分不
出傷營傷衛又被夾雜之症混亂所謂無者實由此
也予有辨南無傷寒論在後再可核也
或問曰麻黃太發桂枝太溫故人不敢用而子好用
之何謂也予曰但問每味多少而已如麻黃一味用
至二三兩自然太發若止僅用二三錢合一劑而不

上兩吾尚慮其無濟如桂枝用三二兩自然太溫者止用三二錢平淡無味尚可謂之溫乎試問今之外感諸方如羌防辛芷等味各用三二兩寧不謂之太發太溫乎予有論九味羌活湯發表溫熱皆勝於麻黃桂枝列之於後看之可也

或問曰今人即有正傷寒之症而世人不用正傷寒之方亦能治病何也予曰治病譬如用鐵斧薪有以斧破者有以大刀破者亦竟有以菜刀破者均一破也而刀之大小異即可知藥之輕重異矣獨無遲速

則難以一例論如析薪之或遲或速似無大礙也惟病之遲愈一日則愈傷元氣而致變症不可測也世人但知畏藥之能傷人而不知延病之傷人實甚也

或問曰風寒外感夾雜之症而麻桂青龍等方亦能治之乎予曰果能分得傷營傷衛而兼夾雜之症即將麻黃桂枝青龍等方加減夾雜之藥豈謂不可

或問曰世人敢用附子四逆吳萸理中等方而不敢用承氣諸方何也予曰寒熱陰陽之症理應相等所用溫熱與攻下亦應相等但古云熱症用熱藥百不

一死寒症用寒藥百不一生且婦人產後多宜溫熱人人見用椒羌吳萸溫熱之藥無碍故敢信用附子干姜之熱藥也且仲景叔和止有論及承氣誤用傷人從不說附子肉桂傷人故也

或問曰醫學入門所列麻桂青龍等方每味止用一錢醫宗必讀則謂傷寒書以陶節菴為正竟不用仲景之麻桂青龍矣此二書皆傳世當道之書然則人當從其每味一錢乎抑用九味羌活以代麻桂青龍乎子曰無怪今之醫道苟假習病養癰誤人性命誠

有所由也不思傷寒者乃週身經絡爲寒所傷筋疼
痛楚又鬱而爲熱內煎筋骨外蒸皮肉甚至昏迷一
刻難忍此何等症候而用麻黄湯四味之方每味一
錢而能勝病乎與其每味一錢之麻黄湯無寧每味
一錢之九味羌活矣仲景立方原議一劑治一病每
劑又分三服中病則止但不知每味一錢之麻黄湯
議用幾劑欲治幾日耳彼二子亦敢作書行世其實
不曾讀過仲景之書亦不曾用過麻桂等藥所謂盡
信書不如無書此之謂也

或問曰麻桂二方可能通治雜証否予曰若仲景一方止治一症亦成不得聖醫之方矣如麻黃湯加白朮茯苓可治濕痺加茵陳梔子可治濕黃加紫菀百部可治寒咳加半夏南星可治寒痰加柴芍可治瘧疾加茵苓可治水瀉加厚朴只實可治喘急加黃芩石羔可治風熱如還魂湯麻杏石甘湯麻杏苡甘湯越婢湯等凡用麻黃以治雜症者不可計數至於桂枝湯仲景加減變得二三十方通治百病即使外感夾雜之症即加夾雜症之藥無往不利

予嘗竊聽藥店之內數醫相聚借料謗予有曰某人常常用着麻黄、桂枝何以彼獨見得傷寒之多乎有曰焉知不是將牛作馬乎予不與他辨駁但自嘆曰可見彼等以傷寒始用麻桂矣豈不辜負實甚先師造方療人百病效如甘露彼等視若屠刀可勝惜哉或曰世人皆謂麻桂二方兇險而子獨謂合用是所謂離群别俗毋怪俗人反視子爲偏僻也但子恃何聰明而敢自信之若是予曰予固試之既多始敢出言也汝但轉問謗麻桂者彼自試之有誤乎抑或見人誤用乎。彼等以耳作眼。道聽塗說。人云亦云。同聲互和。實未用過麻桂者也。即使用過。亦不過僅用一錢數分。且不知施於何等症候。無怪其用之不當而不敢用也。

刊論王叔和立言流弊

先師之傷寒論傳至晉季幾至散亡得太醫王叔和收拾殘缺類以復傳人人知其有功於醫門矣但叔和於編輯之際私撰傷寒序例其中改換雜經成語兩晉之誤流弊至今世人鮮得知者吾試言之難經有曰陽盛陰虛汗之即弊叔和則易之曰桂枝下咽陽盛即亡難經曰陰盛陽虛下之者亡叔和則易之曰承氣入胃陰盛則死此等句語若在明白之人則知其變易字義原非有過若在庸腐之輩以爲桂枝

慨以兇暴如此然則麻黃青龍等藥更猛於桂枝者尚敢用耶竊想麻桂青龍承氣等方畏而少用自晉已然矣後人妄想臆度有謂麻黃猛烈用之當則一戰成功不當則反而招禍者有謂古人壯實今人弱小不當得麻黃承氣之大下大發者又有謂麻桂青龍兇悍不如九味羌活者即使間有遵照古方亦不過每味僅用一錢數分者紛紜不一不思麻桂承氣等方乃先師首創以治傷寒表裡之正方是遵內經汗下之旨者豈有令人下咽可亡之藥乎先師論內

有曰汗下後而不愈者又有曰大下後復發汗而不解者况傷寒一症止辨陰陽虛盛兩途而已其云大下是用承氣其云發汗是用麻桂可知如用承氣於大下之初是為陽盛乎則當愈是為陰盛乎亦當死何以不愈不死而病不解乎論內凡設汗下混治之條不可勝數然則桂枝承氣顛倒混用仍有補救之方未聞下咽即斃入胃可亡也總之庸淺者多以訛傳訛雖有明哲之士習俗不覺亦常常引為口實遂至節菴景岳等輩公然改方變法以致傷寒正法湮

沒而不行者謂非叔和之過歟。

用傷寒必須麻黄湯論

夫人當於冬令外寒內熱皮膚閉密雖遇嚴寒極凜亦原不易傷惟質弱者腠理自疎寒邪偶能犯人亦不易出因寒邪屬陰初入之際必爲內閒之陽氣阻隔不能擴入不過寄於肌肉之間欲入不得欲出亦不能勢必鬱而爲熱善治者乘其初入肌膚之表猛用發表之劑一發汗而寒邪盡除不待其再鬱而愈熱設再鬱愈熱則必傳經苟若傳經傳至三陰熱氣相搏誠難拘逐故仲景立麻黄湯用桂枝以助表之

陽以逐寒邪也用麻黃以逐腠理之汗且驅肺家之寒氣也用杏仁是除肺氣而氣喘可除用炙甘草以安中州又可緩麻桂之猛烈此爲慎重周密之師而决必勝之策者矣若據節菴改用九味羌活輕少之劑寒熱雜用是爲製肘之兵斷難成功倘不成功則寒邪乘之而入反致傳經莫測矣世有謂麻黃悍勇用之當則一戰成功不當則反而招禍故人不敢信用常遵節菴以九味羌活或小柴參蘇敗毒小小之劑以爲平穩一唱百和舉世莫省夫仲景立麻黃湯

猶兵家之用強弓毒矢。原爲強賊而施。非許其殺百姓也。如勢不兩立。應用不用。又豈不大誤。且用麻黃湯者。原欲取其悍勇。以開闔登之肌膚。非此則不能勝任。然亦必應用始用也。倘應用而又不用。能不誤人乎。奈世人知用麻黃之或有誤。而不知不用麻黃之必誤也。比之兵家畏用毒矢。慮其傷人。而不知不用毒矢。強賊不退。而更傷人乎。吾故謂冬月傷寒用麻黃致誤者少。不用麻黃致誤者多。然則冬月傷寒。不用麻黃不可得也。凡用麻黃。要三錢以外始克有濟。若用一錢數分。雖用亦猶未用。比之以百兵而捻千賊耳。

昔王肯堂曰。發表而用麻黃湯。此方為元氣不虛者設也。如挾時氣者。宜十神湯。挾暑濕者。宜正氣湯。挾寒者。宜五積散。挾熱者。宜通聖散。挾食者。宜養胃湯。挾痰者。宜參蘇散。本朝金鑑辨之曰。按肯堂之議。誠當矣。然必症兼表裡。邪因錯雜。似傷寒而非傷寒者。乃可於諸方中斟酌選用。若純症與麻黃桂枝脗合。自當遵仲景之法治之。即元氣素虛。或平素有熱。不宜麻桂者。亦必如劉完素。張潔古法。變[illegible]治之。庶不誤人。予又觀吳綬書有曰。凡傷寒。寒邪在表。必須麻黃。辛苦之藥。開發乃可。惟夏月炎暑之時。雖有是證。宜加涼藥。如防風通聖散。三黃石羔之類是也。吾想數子既以信用麻黃。究竟習俗。仍不敢全用。獨用近日之方。到底不會盡讀仲景之方。仲景之方。豈無爲挾熱而設者哉。如越婢湯。麻黃加石羔湯。陽旦湯。麻桂合白虎。皆係涼散之方也。何必要通聖散三黃石羔乎。

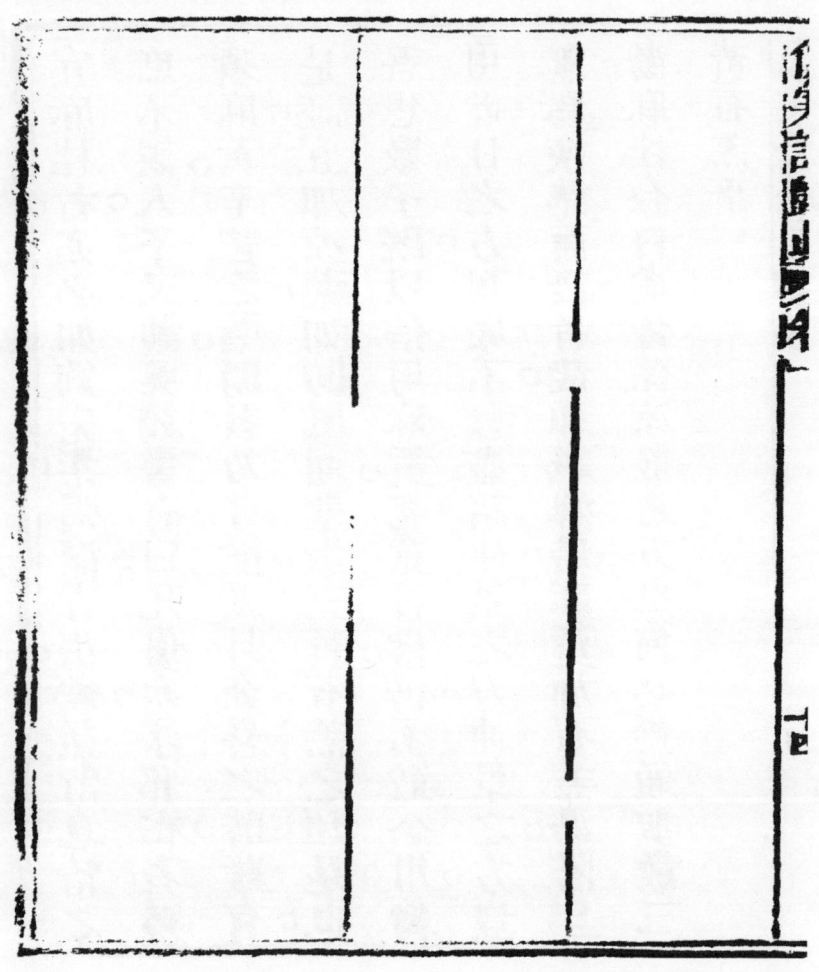

人辯南省無傷寒說

世有謂南方並無真正傷寒，所患者皆早春之風寒外感耳，初無其說，稽其故實自上古聖之言倡之。夫人之經脉百骸筋骨皮肉莫不俱同，及其患病應無異也。且傷寒者為人傷於風寒之病耳，非怪異之病也。內經曰：君子固密，雖有大風苛毒，勿之能傷。又曰：虛邪不能獨傷人，必因身形之虛而後客之也。是則血氣平和、營衛固守者斷無其病，所病傷寒者必其人先虛，皮膚疎緩，風寒始能傷之。南方之人何獨而皆得精神完固獨無傷寒哉。若以南北土地厚薄而分人之強弱，則北方厚而強，南方薄而弱，弱者病應多，南方傷寒應多也。若以南北之寒溫分人之藏府寒熱，則北人之藏應寒，南人之藏應熱，又以傷寒之屬寒屬熱較論，倘屬寒，則北人應多，果若屬熱，則南人應多也。內經曰：人之傷於寒而為熱病，是則傷寒屬熱，南人應多無疑，何故反謂南方獨無哉。

或曰：北方風高，故有傷寒，南方地煖，故無之歟。予曰：南方豈總無寒，常見隆冬有如板之冰，人亦嘗有傷

寒也但謂北方寒多則病多南方寒少則病少猶可
言也若謂北有寒則有傷寒南無寒則無傷寒不可
言也設謂南方地熱則病熱北方地寒則病寒然則
南方不賣桂附北方不賣芩連耶究竟不得其解

論南方無傷寒原委

今人動謂南方無傷寒者，實因平庸之醫不識三陽症候，而以外感兩字混之故也。庸醫不學無術，目不見仲景之書，口不解仲景之義，亦公然自命爲醫。想其初有見仲景論內桂枝症則禁用麻黄，麻黄症則禁用桂枝，稍有差訛則致結胸亡陽之禍，諄諄仲戒，彼等早視麻黄桂枝畏若砒鴆。及聞陶節菴以九味羌活一方統代麻桂之說，比之喜得赦書，莫不恃此而爲應酧藏拙之具矣。又有倡言南人藏熱即有麻桂症候亦不宜用麻桂之方庸昧者卽又喜得以藏其拙不曰我實畏用麻桂反曰南人不宜麻桂不曰我不能辯認麻桂症候反曰南方並無麻桂症候不曰我實不識傷寒反曰南方無得傷寒不曰我實不能讀傷寒論反曰南方之人旣無傷寒則傷寒書又何須再讀千醫萬醫如出一口千人萬人以爲誠然習俗相沿牢不可破矣其說無傷寒者亦又有因謂無麻黃桂枝二症也夫以愚生平外面所見麻桂之症者實少陽明少陽之症則多所謂麻黃桂枝兩樣

症候之少非真少也由醫者不得而見之也何也凡人之病傷寒初起之日即係麻桂之症若非素日重醫之家其視發熱頭痛惡寒以爲輕淺之病皆以外感爲名不以爲意三五日外始請醫治醫至之日已無太陽麻桂之症或傳於少陽陽明或入於三陰何得有見麻黃桂枝之症哉嗟乎其說南方無傷寒者一由於庸醫狃用世俗輕劑且傷寒中風多有夾雜亦未得全照麻桂青龍症候者故嘗曰但謂南方無淨傷寒可也若謂南方竟無正傷寒不可也夫亦可

婦儒論之非矣

七 辯傷寒非險症論

自陶節菴謂傷寒之病死生反掌仲景之方凶險難用用而效者止得一二用而誤者常至八九於是世人必以傷寒爲至險之病矣以故謂仲景之方不足恃仲景之書不足習病傷寒者不自知爲傷寒醫亦不識爲傷寒雖間有識爲傷寒者亦未有精於傷寒者是以死者則委於傷寒之死而不怨醫者亦委於傷寒之症而莫醫嗟嗟此總由節菴盛誇九味羌活之方可能通治傷寒之說入故少習仲景因而少能

精治傷寒疏辨誠無窮也況節菴既謂傷寒之險亦不言明何以爲險之由人固不知險之所在互相傳述甚不解也夫傷寒者亦由於風寒之所傷而病耳豈無輕重順逆之分仲景論內分斷三層有傷於風曰中風者有傷於寒曰傷寒者有三陰寒症者內中所論順症淺症者多而險症逆症者無幾其餘多係仲景設爲誤治致險之文試問三百九十餘症有謂反掌死者幾條哉且問節菴謂傷寒生死反掌之險謂傷寒乎謂中風乎謂傳經之傷寒謂不傳經之傷

寒乎謂三陰險乎謂三陽險乎謂初病而險抑或久病而險乎總不說明原節卷之意獨爲冬月傳經之傷寒而險者也彼獨不思夏月不傳經之傷寒更險乎夫傳經者初由太陽而來其症發熱惡寒頭痛項強其症甚淺一用發表之藥其病立愈故經曰未滿三日不入於府者可汗而已何曾云險也即使昧者誤治仲景儘預補救之方未可據云險也即使失時不治延至傳經亦可按經考症而治應汗應下應清種種有法仍有日數可按如仲景論曰傷寒八九日

頭痛發熱脈浮緊而惡寒者麻黃湯主之為日雖久未可據云險也何不念不傳經之傷寒直入三陰雖延時日此為真險耶吾推其意不過謂應汗而誤下應溫而誤攻所謂誤治而險耳何不教人熟讀仲景認證立方審症用藥險者可以治為順重者可以治為輕何故據出危言且謂仲景傷寒論非為全書又謂王叔和混編方症為害後人是使學者廢習仲景之正法而專執節菴所設三十七方是為執方尋症胸無格式醫學日卑誤人更大吾故謂節菴失言遺

禍不淺世少覺悟可勝惜哉

十一擬兩傷寒論

或曰傷寒二字是爲人因風寒而傷言之也如世所謂曰陰寒曰陰症曰直中曰陰暑諸等名目莫不因寒所傷何以不可名爲傷寒乎予曰傷寒二字內經既以作爲病名但內經所謂傷寒者始而寒終而熱乃屬陽症諸等陰寒之症皆爲陰症昔人不以此等陰症爲傷寒者原欲人知傷寒爲熱症故也或曰節菴謂降冬寒盛始有正傷寒始可用辛溫之藥發表三時溫熱並非眞正傷寒發表之藥改用辛涼之說

細思其言竟謂冬月寒始病傷寒三時熱其病則熱如此立說人必以傷寒爲寒病矣又必謂三時無寒病矣予曰噫嘻此節菴固執内經之誤也經有曰冬月感寒春必病温夏必病暑彼故有曰春温夏暑秋熱三時全是熱症之意至於傷寒固然生於冬月即如一切直中寒症止惟出於冬時其餘三時皆熱故無寒証此節菴不知陽長陰消以爲所有陽症止惟出於三時吾故論明冬春多病熱夏秋多病寒矣而今再將傷寒分之爲二一日傳經傷寒則屬熱一日

不傳經傷寒則屬寒不拘四季凡遇陰症直中中寒陰暑諸等陰症皆名之曰不傳經傷寒可也夫傳經者是由三陽而來初必發熱不傳經者不由陽經而來則不發熱即以初發熱者爲傳經初不發熱者爲不傳經亦可也既可不悖內經之旨又不失諸症之病情況且名目愈多學者反滋眩惑今止以不傳經三字以別之可使學者明白易曉免其將寒認熱以熱作寒矣

三用藥多少有關利害論

世人以用藥多者爲大膽用藥少者爲小心吾謂用藥多者益於病家而不利於醫者也用藥少者利於醫者而有損於病家夫敢用多藥者多係眞知灼識之輩彼豈不效立時共見况一劑見效則可省費而省事又省捱痛楚矣一劑見誤可早易醫爲病未久元氣未壞猶易挽回此所謂益於病家也但用多藥一劑而愈病者必謂其病原輕將不見醫者之功一劑而誤衆人屬目難辭其咎此所謂不利於醫者矣

若夫用藥常少者。必係初手庸昧之流。欲用多而不敢多。恐致悞也。謂少少試用。雖效不大。猶可繼功。誤苟不大。猶可補救。猶可抵飾。且醫久而愈。反見其功之大。故謂利於醫家者也。但用藥少者。初不見其誤。及紺延日久。始見其誤。見其誤。則症候既深。元氣既壞。雖易名醫。而難挽。費事失時。多捱痛楚。皆由用藥少者之故。故謂其有損於病家也。且猶進言用藥多者。其心常慈。救急之心。切止顧救人之藥、如用救兵、貴乎神速。而不顧一己利害。用藥少者。雖非忍心。然亦難逃忍心之名。何則？爾先顧己之名聲，又圖己之功利，慢治後醫，反得小心謹慎之名，而不念及病之危痛，非忍心而何？用重劑者，所以勝於輕劑也。其奈習俗相沿而不察何也。

文藥重辯

世以仲景之劑分兩過重不合世用云肯亦皆未之
思也夫古人秤小古之一兩止得六錢而已且古人
一劑分作三服今人一劑作一服是以古人一兩今
但用二錢為合式然則古人每味三兩折之實係六
錢每方四味合共止得二兩餘藥而已不思今人所
用敗毒防風通聖大羌活五積等方內用十餘二十
味之多即雖每味錢餘二錢合計一劑寧無二三兩
乎以味計算則謂古人藥重以劑計算則謂今人藥

重。又如古方之藥。麻黃桂枝大黃附子等藥。每味名雖三兩。實係六錢。古人原議一劑半劑即愈一症。所用君藥止得六錢。不思今人治病必須數劑。所計君藥寧不至六錢乎。比之麻黃湯原開三兩。今計六錢。爾許其多。其間制之以六錢之桂枝。緩之以六錢之甘草。合三四味而計。不過二兩以發表猛烈之藥。劑中不過二兩。其實非多。今人知計其碎數之多。而不知計其整數之少故也。又如桂枝湯之桂枝平淡。微甘不辛不熱。雖用六錢莫慮其多。有微酸之芍藥大甘之甘草大棗亦有各六錢以配之甚不有六錢之生薑吾儕謂其方無力以驅風邪尚可謂其方之重邪至於白虎之有石膏內開一觔可謂其重以今計折止係三兩不思無氣無味生用之物甚為平常請計三兩石羔之寒猶不及一錢黃連之寒也總之千年以來少用仲景之方並不考究互相傳述人云云我亦云云而已何不將仲景論內一百一十二方再細核查內如五苓散四逆散理中元苦酒湯皆係平和而非猛烈之藥何以止用一錢七一刀圭一彈丸一

鷄六、如此其少。仲景設方。應多應少。視症而施。寧有創始造法之聖。皆以一寸之鑰。而造一尺之匙。斷無其理。吾見世醫所用麻黃、桂枝、石膏。僅用一錢數分。以治傷寒熱病、由之一尺之鑰。而用一寸之匙。寧不誤事。吾欲後學務先讀過仲景之書。始可隨聲附和、評品千古也。若故曰卽謂仲景之方過重。何不減輕。何故謂其重而並棄其方。棄仲景之方。是棄仲景之法也。棄仲景之方法。猶敢冒稱能治傷寒哉。

十論古今藥方輕重原由

吾嘗問於客曰。子知古方用藥每味三四兩、今人每味一錢數分。何以輕重相懸如此乎。客曰。吾知古時斗秤大小。每兩比今僅得六錢。且又每劑分作三服。今人一劑一服。是為一兩實得六錢故也。予曰。麻桂二方每味原用三兩。今人每味宜用六錢矣。何以不見用至六錢者。客曰。古人壯大、今人弱小、故宜用少。予曰。古人大逾今人三倍。每味宜用二錢。大逾兩倍。宜用兩錢。古人未必大逾今人兩倍者。何以未見麻桂之輩用至四錢者乎而且古方亦有用一彈丸一刀圭一錢七為一服者若以三兩折半除之尚存幾許藥乎客曰實不解也予曰吾試言之凡外感之藥宜多內傷之藥宜少因近世有精治內傷者其所遺方亦皆輕少世人效之由此而少固也猶有說也古人見真識定用藥如用箭不虛發其箭所以不虛設其藥今人識力不透用藥如張羅多設其網所以多設其藥故味數既多兩數尚敢多耶吾嘗謂今人所用之藥少者一由習效內傷小方而來二由無識胆

惟可恃藏拙抵飾地步揔之利於醫者實實不利於病家其如世人不省何

或曰何以內傷之方味數宜多兩數宜少外感之方味數宜少兩數宜多曰因內傷之病病非一藏用藥之味數宜多內傷之治調養爲主故用藥宜少宜緩外感之病病止一經用藥味數宜少外感之治驅逐爲主故用藥宜多宜速

或曰近世習效小方少藥其有據乎予曰陶節菴所設三十七方其中升麻發表湯即係仲景麻黃湯麻

桂杏甘四味之外。另加羌防芷弓升麻。五味之藥。湊成九味。又有散邪實表湯。即仲景桂枝湯原方桂芍甘草羌棗五味。另加羌防芷朮四味。湊成九味。夫節菴既謗仲景麻桂二方險而難用矣。何以原方之外、又加四五味同類之藥乎。原節菴習慣小方。每味常以一錢數分爲率。故見仲景麻桂之方。每味係用三二兩。所以謂其藥重而險也。若止用原方四味。每味僅用一錢數分。合計一劑不上三四錢。不成藥劑模樣。又慮藥劑太輕。用而不驗。故謂難用。是以不得已

加多味數以湊之。故寧可十味爲一兩、斷不敢用一
味爲一兩也。請思麻黃桂枝。原是太陽之藥。用以醫
治太陽足矣。何必再加羌防太陽之藥以帮之。吾故
謂節菴手段小。寧可藥味多而不敢分兩重、
或曰。今人用方如張網。亦有據乎。予曰。近世所遺外
感之方、總不同仲景之法則也、仲景之方。於太陽之
症、獨用太陽之藥、各經之症。始用各經之藥。斷無混
用。今人外感之方。一經之症、必開數經之藥、獨經之
症、亦作合病之方。大概皆然。吾故謂之張羅。或曰能

指其方乎。子曰如敗毒散。羌活太陽也。柴胡少陽也。川芎陽明也。此爲合病方也。如九味羌活湯。羌活防風太陽藥也。川芎白芷陽明藥也。生地細辛少陰藥也。此亦爲合病方也。如此等方。不可勝數。然猶未曾指明專經之方。原可通治。若節菴所立柴葛解肌湯。亦旣聲明係代葛根湯陽明專經之方矣。何以又用太陽之羌活。少陽之柴胡。況此方竟係小柴之意。少陽之藥居多。而指爲陽明。得乎。此亦合病之方也。彼輩造方。竟失仲景之例。凡係太陽。止用太陽。不肯混用別經之藥恐其引過別經之意也且太陽病未入陽明則不用葛根未入少陽則不用柴胡清清楚楚問經用藥也故為聖方聖法近日之方不必分症問經但以一綱而蓋其三經吾故謂便於庸醫但不利於病者矣

一內傷用藥宜少外感用藥宜多論

夫內傷外感。虛實不同。治之方法。輕重當異也。夫內傷虛羸。專意在調養。用藥宜少宜緩。但求其平復。如灌枯樹。慢慢滋潤。始可望其敷榮。若培補太驟。反速其死而已。外感風寒。專意在逐邪。用藥宜多宜速。務使風邪外出。如征巨盜。早除一日。早安一日之良民。若或緩之。則停賊討生。滋蔓難除也。如補中益氣湯。每味一錢數分。煎湯一盞。一日一服。此乃調養之劑。本應少也。如麻黃湯。每味三兩二兩。煎湯三升。一日三服此乃驅逐之劑本應重也方之輕重不同因病之虛實迥異故也近世參蘇九味等乃袪逐之方每味亦一錢數分是以治內傷之分兩而治外感亦不察之甚也譬如一人內傷應用人參一兩分作十日而服是爲良法其病可愈若作一劑而服恐虛不受補徒棄其參無益而有損也又如一人外感應用桂枝一兩若作一日而服此爲合法其病可愈若分作十日而服徒延時日亦無益而有大損也治內傷者藥物不厭遲愈數日不大關繫治外感者藥物不及

變愈數日傳變莫測矣故治外感可藥過度汗下過多不過虛人元氣猶易於補救倘用藥不及失汗失下留其病邪危殆難挽奈何近世知以輕劑治內傷爲合矣又以輕劑治外感亦合耶習俗相沿賢者不免此之謂歟或曰用重劑治外感獨仲景一人之見也用輕劑治外感千年於茲矣千年以來良醫非少豈皆不察其誤耶此中孰是孰非未可定也予曰吾亦疑之久矣但思千年以來之良醫凡治傷寒有一能追蹤仲景者吾亦不敢信仲景而將信衆人其如

衆人皆濁，仲景獨清，何

二用藥大劑事述

凡百病用藥須多者莫如風寒熱三者為甚請看本土人治法如產婦一月之內嘗服生薑數十斤稍覺寒風則用吳萸三二兩為一服又房色感風者用蘇木吳萸白鴿屎之類每味三二兩始得見效可見仲景之桂枝湯吳萸湯不為大也又如我曾治一陰寒之症用干薑一二兩吳萸二三兩附子三二錢白朮二兩一日一夜服二三劑可見仲景四逆附子之分兩亦合用也又治一陽明燥結之症初服大黃五錢不下

又服一兩亦不下次日再以一兩始下可見仲景之
承氣不爲多矣又予曾治楊梅瘡方用土茯一斤半
屎十兩另外苦寒之物湊成四斤共作一劑分三次
服此方重於仲景之方多矣又治一婦人心痛每發
必須吳萸七八兩生姜三二斤蘇合丸十餘個作一
日服又治腳痛症每日用茅根十斤煎湯三二碗服服
則痛減竟至一千餘斤始愈又治一人腳痛用過生
地八十斤一疔瘡症用過土茯二三百餘斤吾又至
鄉村見鄉人用椿樹皮半斤甜皮兩個草藥一二斤

切碎用鍋煮水三四碗。作一日服畢。以治外感皆愈。
又見亮城蔡慶初先生治瘟症。用過大黃川連各十
兩。另大寒之藥百餘兩。作三十餘劑。此治一人之症
者。後予隨遊欲學其術。見其治愈數十症皆用此重
藥。可見一尺之鐵。以八寸之匙倘不能開也。若以一
二十不必言矣。以上各症能受如許之藥者。皆風寒
火三者之病也。世俗止知仲景之方劑數大。不知仲
景之治傷寒者。乃風寒火三者之症也。治風寒火三
者之方藥不多劑不大。其得效乎。吾故列上各症用

藥多者。以見大劑之有大效也。

覺誤序

覺誤序是欲醒覺後覺無爲前人所誤云爾初因前
朝傷寒六書盛傳於世稱爲仲景功臣用爲傷寒正書
宜乎醫家人人學習近今又有景岳補正除邪甘温
除熱半補半散以及純補等法又爲傷寒格言是以
凡治傷寒不曰節菴則曰景岳數百年於茲天下之
廣無人而不如此或不如此習用仲景者則衆口交
譏視爲謬妄雖有
朝廷頒發醫宗金鑑示人尊習仲景而人亦少習是以仲

景之方法醫家固不敢用病家亦不敢從故用節菴
景岳之新法新方以爲穩當雖使輕病變重重病變死
只有委之於命或有明眼在旁明指衆醫之失而主
人不信止有翻然遠引袖手旁觀設欲挺身獨任而
疑信相參或有掣其肘而不盡法或服藥不肯盡
劑萬不能成功欲待衆技施畢必至危殆莫挽有時
心慈不忍釋手欲圖萬一之僥倖遂招無底之譏
鋒彼病者受庸醫之害亦恬不爲怪誰復覺衆醫之
失出於醫書之不善哉今予將陶張二子之書有誤

人之說者辨論於後呈教

高明並愿天下後世無受此二子之誤可也

仲景歸真

貳卷傷寒覺誤上目錄

八辨闢節菴三十七方

九辨風寒不拘四季

十辨節菴方方羌惠

十一辨節菴之方不足爲法

論節菴傷寒六書

自王叔和作傷寒序例以來內有桂枝下咽陽盛者亡等句後人已自畏用麻黃桂枝青龍承氣等方矣然千餘年來尚未有敢輕議麻桂青龍爲見險殺人者及至明季節菴出公然誹謗公然易方改麻桂而用羌防改發表而爲和解於是世人樂從同聲互和遂致有稱節菴爲仲景功臣者有稱傷寒之書以節菴六書爲正者今之醫或有不識仲景斷無不識節菴者矣節菴六書果係濟世之書歟則彼節菴也功

愈仲景業繼軒岐倘其書不能濟世反以貽誤後學計自明季至今流毒之禍又何可勝數哉但思名不虛傳諒有超群特達之識始作書以傳後世愚用心細讀先看其用六字爲名意必將傷寒六經立論豈知止以箇異樣名目如撻江網一秤金殺車槌鎖言等分爲六卷內中議論重複雷同大約居半且多不切題竟有一題三破正如老人話事記一項數一項隨數隨誇止從自已巧妙爲題致囑子孫不可傳人之語絮絮不休竟非名家註作之言實側一賣巧矜

奇之語並無層次引導後學而歸正傳止教後學然
方發法而已卽此已非可傳之文矣夫謂傷寒之書
首重六經最當詳晰可使學者核辨表裡陰陽爲務
也何期各卷所論六經止於三陽之內約畧而言至
於三陰各經則缺畧而又無當如云太陰症內止言
腹痛咽乾而渴少陰止云口躁咽乾厥陰止云舌卷
囊縮凡論三陰數次皆係止此數言若果三陰之症
止此數言雖使童子可學何必又出危言而謂傷寒
難學死生反掌乎且腹滿嗌乾而渴本係少陰之症

無端混入太陰倘舌捲囊縮以居死症之列尚自以爲厥陰題目耶吾故謂其缺畧而又無當矣如此立言止可騙過未讀仲景之書者苟讀過仲景則指摘不勝即如六經論治太陽一經不拘傷寒中風均以九味羌活陽明一經專用葛根少陽一經獨用小柴凡係三陰傳經者專以大承氣直中者專以四逆湯節菴教人凡治傷寒六經之症說來說去止係用此五方而止並不聲明傳經陰症當有輕重之分即直中三陰應有分經之辨以此教學者適足以誤後學

誰謂此爲可傳之書哉又如書名傷寒本應編列仲景原方使學者執症考方執方考症始爲眞正法門節菴固不載仲景原方且擒入自已三十七方謂補傷寒治法且謂仲景原方節菴謂果不能治傷寒歟抑謂原方不足用歟若果合用足用節菴又復增加之改竄之正是賣弄乖巧恐由此而失古聖之法門矣至於麻桂青龍三症同是太陽一經之病本有疑似節菴自當教誨學者逐症辨明卽不能辨當曰麻桂青龍三症險而難辨可也不當曰麻桂青龍三方

險而難用也遂使學者不用麻桂青龍三方而改用九味羌活一方統而代之又謂此方能治溫治暑通治四時風寒化兇險而爲神奇等語是教學者不須辨症但執一方而可橫行天下矣吾故謂節菴之言節菴之書果不應傳世也即如所論雜症卷卷雷同畧引仲景原文竊爲已言妄用已方遂使愚昧者以爲仲景之言即係節菴之言節菴之方即係仲景之方視節菴即如仲景視仲景僅如節菴且千古以來無人敢謗仲景詆叔和爲誤世害民今見節菴公然

誆誘敢誇己方爲絕妙神奇議中風之方爲回陽益
用無怪昧者信其言而傳其書矣但恐昧者傳而不
昧者不應習也細考節菴乃明季正統間人當其時
猶未甚傳後至萬歷壬子有太醫院學生李存濟者
爲之翻刻爲之序文其傳由此而盛也吾思太醫院
中未必有此無目之學生讀其序文不似院人之口
吻又無圖書印式吾實疑書坊假冒其名以圖利藏
世耳要之其書之傳非以真才實學而傳傳亦不久
久亦不足貴也吾謂傷寒六書無益於世久矣以無

益之書爲有益不將以有損之書爲無損乎哉愚嘗
謂欲學傷寒者亦須先讀過要緊之書二種一曰醫
宗金鑑一曰傷寒六書或曰醫宗金鑑乃
聖朝頒發是爲醫學之宗誠不可不讀者矣但傷寒六
書予既極情詆謗何又教人必讀乎予曰予既欲學
者識其正亦須學者識其邪孔子曰見賢思齊焉見
不賢而內自省也吾欲學者以金鑑爲規以六書爲
戒因六書流傳既久所有近世醫書以及世俗凡說
傷寒之言幾將節菴爲仲景有以仲景爲節菴混而

爲一魚珠莫辨且近世多宗節菴而少識仲景故欲
學者讀金鑑可知仲景之根源讀六書可知節菴之
背謬兩兩對核黑白立分賢否辨矣
六書既名傷寒試看其說得六經陰陽症候透徹否
看其所論雜証能辨別陰陽可使學者遵而用之否
看其每經每症止以四字多者以八字學者即能認
得傷寒否看其所立三十七方不註分兩學者即能
照用否看其議論大半是重複雷同否請思歷古方
書註作之家賢愚不等有如陶節菴賣巧矜奇隨講

隨諸者否學者必須留心將傷寒六書讀過一遍則知吾之辨闢節菴誠未爲過矣

辨症的確

川論節菴未讀仲景書

節菴自誇曰吾專傷寒深得仲景先生厥旨云云以愚觀之未足信也如其論太陰則曰腹滿嗌乾而渴少陰則曰口燥咽乾厥陰則曰舌卷囊縮皆作大承氣湯大以仲景三陰之內千言萬語反復申論節菴每經止言一症其以一十二字畢之未必能盡其細微曲折也節如腹滿一症甚多陽明有之少陰亦有之何獨指爲太陰乎何可概以大承乎太陰從無咽乾而渴之文且咽乾而渴乃屬少陰又何混爲太陰

予仲景立急下六證內有少陰二三日口燥咽乾之文非謂凡有口燥咽乾定爲少陰急下也倘學者凡見口燥咽乾概爲少陰豈不誤事況舌捲囊縮以居死症學者幾何得見舌捲囊縮而有厥陰症乎且舌捲囊縮乃厥陰之筋爲寒所引乃居寒症之列而教人再用承氣湯下之可乎卽此推之知節菴未曾讀過仲景書矣節菴自論兩感其意專以表裏兼病爲兩感深責活人書妄引先救其裏以四逆湯後攻其表以桂枝湯之文爲誤世害人云者吾見論內凡係表

熱裡寒均係先溫後表活人書原非妄論節菴竟惶

仲景自云先救其裡以承氣後攻其表以麻葛不思仲景立例凡於表裡同病必先解表而後攻裡今據節菴先以承氣後以麻葛是爲表裡混施必致熱邪乘虛上逆反成結胸罔犯仲景之大禁者此何足以訓後學者又何以讀仲景之書乎節菴凡論傳經三陰之症止以大承氣湯一方而畢之假欲仲景不必多立三陰三篇之內一切陰症者是以有深責叔和不將一切陰症另入雜症之門誤將附子四逆等症

編入三陰之內遺禍至今等語吾故謂節菴看得傷寒三陰太淺之誤也即據傳經三陰盡是陽邪未必盡是大承氣之症也且如太陽病表症未除而數下之其表仍然不解而脾腎既寒寒從中生能不用着附子四逆乎或初感寒邪即入三陰亦寧不算三陰之症乎且傳經傷寒始爲熱陰陽兩感之傷寒獨非爲寒邪論曰本應陰陽並列使人辨別陰陽也節菴誣叔和誤編附子四逆等症爲誤世害人吾故謂其未讀仲景也嗟乎節菴未讀仲景尙無誤於人任其

謬誕亦何足較惟其自作聰明貽害後世數百年來無人醒覺即如醫學入門謂傷寒書以節菴瑣言爲正之類以訛傳訛流禍無底予又安可不辨乎

川辯節菴謗麻桂論

節菴謂麻桂二方用而效者止一二用而誤者常八九仲景醫中之大賢也但其立方也實難憑於取效云云吾則謂節菴不識仲景立方之義以故謬易仲景之方豈知凡人之身統爲營衛二者所包攝客如羅網風寒傷人不傷於營則必傷衛否則營衛兩傷而已未有風寒傷人而不傷乎營衛之理故仲景立桂枝湯以治衛立麻黃湯以治營再立大青龍湯營衛兼治仲景之治風寒法可謂密矣是以病風寒者

不合於麻黃則必合於桂枝否則必合於大青龍湯斷無麻桂青龍俱不合但麻桂青龍各有專司不可混用混用則有誤也如宜於麻者則不宜於桂宜於桂者則不宜於麻仲景立戒甚明設用之當則效驗如神用之不當則變生不測論內言之再三矣試譬言之關鎖以此鑰用此匙未有不開是其症而用其方豈有不效今節菴謂用麻桂治傷寒而誤者八九此必應麻而用桂應桂而用麻不咎認証之不真而歸咎於仲景立方之不善可乎不可或曰節菴設傷

客問意謂麻桂治冬月傷寒則效二三治三季之溫暑則貽誤八九意似無傷也予曰嗟嗟彼以麻桂劑稱雖於冬月以治傷寒亦誤也苟能分晰營衛之病應麻用麻應桂用桂雖於三時豈得有誤八九者哉上古醫書有症無方得先師創立傷寒金匱方症並行使後世尊爲準繩誠爲醫宗之聖書是以後人尊其書而名之曰經者豈非醫中之集大成者乎節菴止稱仲景爲醫中大賢竟之儒家僅稱孔子爲大賢相等當乎否吾故謂節菴不識仲景實未讀仲景書

信不誣也

又辯節菴以一方能代仲景三方又能通治論

節菴論王叔和編緝仲景傷寒不曾註明麻桂二方止係專治冬月傷寒而設又遺失仲景溫症暑症之方以致後人混以麻桂治溫暑治四時風寒病世害民遺禍至今自以九味羌活一方謂能通治溫暑四時風寒可代麻桂青龍三方化兇險而爲神奇等語吾故謂節菴不識仲景立方之義以爲桂枝湯專治風麻黄湯專治寒大青龍湯專兼治風寒夾火如是而已以爲九味方中有羌活防風足以代桂枝湯以

治風。有辛蒼芎芷足以代麻黃湯以治寒。合羌防辛蒼芎芷可治風寒。故又可代大青龍湯以治風寒。青龍方內有石羔清火。九味方中亦有黃芩生地以代清火。故謂九味一方可代麻桂青龍之三方。自謂巧妙之極矣。又謂溫暑由於內熱而兼外風之故。九味方內有黃芩生地以清內熱。羌防辛蒼芎芷以治外風。故謂九味一方亦能治溫治暑。至謂四時風寒非風即寒。九味方內風寒之藥兼有。故亦能通治。自喜此方四通八達。秘爲奇寶。世人亦以爲奇寶。遂視仲景三方而爲砥鵠者由此矣節菴不思所設桂枝湯取其調歛營衛以止汗麻黄湯取其大發營衛以出汗二方乃言營衛之風寒豈專指風寒哉大青龍湯乃治太陽身痛而煩躁恐人誤認少陰之煩躁立明有筋惕肉瞤之禁亦非專爲風寒也况用石膏之旨是爲質清陽明之熱而治無汗煩躁之用彼之黄芩生地何能清及陽明而除煩躁乎吾故謂節菴不識仲景立方之意在此苟謂麻桂青龍專爲風寒而設故以九味一方而代之者此則不須九味但用細辛

下五段議論明快

治寒防風治風黃芩泄〻三味亦儘足矣何必如此之多乎即據其謂能代桂枝湯也凡桂枝之症因其有汗也彼九味方內以何物能和營衛而止汗既無和營止汗之藥而反有蒼辛芎芷防羌一派辛燥之品吾所謂不能代桂枝湯而反有誤桂枝湯之症者此也其謂能代麻黃湯乎夫麻黃之症因有寒鬱於內忌用寒涼彼九味方內黃芩生地正是寒凝之味傷寒之大忌者况防辛羌蒼芎芷等每味僅用數分一錢恃誰猛發營中之汗乎既無麻黃發汗之專藥

而反有寒凝之苓地汗必不出且又問恃誰能代杏仁以定肺家之喘乎吾故謂其不能代麻黃而反有誤麻黃湯之症者此也夫大青龍湯原治太陽身痛煩躁有類少陰而用者試問九味方內恃何藥以治煩躁乎況以生地細辛少陰之藥而治太陽能不誤乎吾故又謂九味不能代大青龍而恐有誤青龍之症者也其謂九味又能治溫治暑乎夫溫暑原係內熱而兼外風但內熱則必有發渴外風則必有汗出九味方內既無止渴之藥反有蒼辛芎芷羌防燥渴

之品且少專藥以和營吾故又謂九味之方不能治溫暑而反有誤於溫暑之症者此也節菴又謂九味一方而能通治四時之風寒乎夫四時之病病風者未必兼乎病寒病寒者未必兼乎病風有幾何風寒兼病須辛蒼弓芷又必須羌活防風而合彼九味方之病者乎且患風寒亦未必定兼有熱即患熱者又豈必有風寒即合用辛蒼弓芷羌防又合用黃芩生地又有幾何風寒而兼內熱盡合彼九味之方之病者乎吾故又謂不能通治四時之病者此也又執麻

桂青龍三方人即可知麻桂青龍之三症故謂問方可以知症試執九味之方果能定其名目而可專主一症之用否

自節菴謂此九味羌活通治傷寒中風四時感冒溫暑風寒等症世人遂將此等症候皆名外感不究此等症候之所由來亦不究辨表裡陰陽淺深順逆傳與不傳專恃九味羌活一方應之總以外感兩字而名之居然充爲醫此之持一木棒而猶於百獸之場豕來以之鹿來以之虎豹豺狼同來莫不以之吾實

慮其危也。吾嘗謂節菴實有大便於庸醫。亦有大害於後世。吾不解自明初至今。所有醫者習而不察。亦將此方互將傳述。舉世盡用。全不省覺。不亦異乎。

暍音謁又音喝中熱也傷暑也

治法并井

8 辯溫暑論仲景內有方

節菴謂王叔和遺失仲景溫暑之方愚謂節菴不會融會經文不識仲景法內藏方謬謗叔和耳論曰太陽症發熱而渴不惡寒者爲病溫又曰太陽中熱者暍是也其人汗出惡寒身熱而渴也此即論溫論暑之文也夫皆曰太陽則溫暑皆由太陽之風始有太陽之症也曰發熱曰汗出曰惡風此風由太陽而入之症也治法宜以風傷衛汗出而惡風桂枝湯主之以和營之法爲法也曰不惡寒曰汗出曰渴此熱由

陽明而出之熱症也治法宜以陽明內熱白虎清火之法爲法也但太陽陽明均有之病宜以桂枝白虎以治溫桂枝合人參白虎以治暑即爲正大之方也何也用桂枝和營衛以止汗止惡風止發熱而除煩痛用白虎清胃火止發渴止汗出可不謂正大之方乎至於溫症不惡寒由於內熱元氣不曾受傷暑症惡寒因冒暑暑者傷氣氣虛故惡寒也仲景實明用人參白虎矣可謂溫暑二症仲景無方乎吾想溫暑雖由內熱而來亦必外由風寒而致然因風者必有汗

因寒者則無汗治法必要內外兼施有汗者宜桂枝加白虎桂枝加石羔或加黃芩或葛根或知母無汗者宜麻杏石甘湯或越婢湯麻黃加石羔湯是皆溫暑之方井井有條節菴執定字句不知推詳謬誹叔和遺方誤世自己謬以九味羗活之方混治溫暑誤世非輕也

上節庵涼散流弊

節庵曰仲景立麻桂二方專爲冬月嚴寒正傷寒而設因天氣嚴寒非辛溫發散不能故也其餘三時並無眞正傷寒天時炎熱宜用辛涼發散而已若再用桂枝辛溫則殺人矣節菴之意以冬月宜用溫三時熱宜用涼然則冬月傷寒屬寒三時傷寒屬熱矣因而今世皆以傷寒爲寒傷暑爲熱但以傷暑爲熱則可倘以傷寒爲寒其誤不少節菴不思冬時人身陽氣居内其病多熱三時陰氣居内其病多寒冬時傷

寒表寒而裡不寒三時傷寒表熱而裡不熱若據節菴冬時之病放胆用溫三時之病放胆用涼豈不大謬故嘗謂節菴立言不淸流弊至今也吾今改正曰冬月傷寒發表宜辛溫者其以陰邪在表故也三時傷寒發表宜用辛涼者以其陽邪在表故也非謂三時治病一概宜涼冬時治病一概宜溫也如此則知所用辛溫辛涼之言獨指發表而言自然再要核辨表裡陰陽不致錯執古板者

出辯麻黃發表不過於猛桂枝和中不過於[illegible]
節菴極謗麻桂二方之藥凶險難用自以九味羌活
湯一方而代之有化凶險爲神奇之說但謂九味之
方爲神奇吾固不識若謂麻黃桂枝二方凶險吾甚
不平思其謂麻黃湯過於發汗桂枝湯過於溫熱而
已何不思麻黃湯內共藥四味可以發表者實得二
味每味原用三兩合共得六兩尚有二味共六兩爲
之佐原非凶險節菴既不敢用六兩之麻桂又寧敢
用十八兩之羌防乎彼又謂桂枝湯溫熱而九味羌

活亦豈不溫熱乎。桂枝湯內溫熱者止有生羌桂枝二味。九味羌活方內溫熱者竟有辛蒼芎芷羌防六味。請考本草。請試口嘗。誰謂羌桂二味之辛溫能敵辛蒼芎芷羌防六味之辛溫哉。或曰九味方內有涼藥監制。卽不大溫。予曰九味方內涼者三味。溫散者六味。是以一味而制二味矣。就不知麻黃湯內發表者二味。和解監制之者得三味。是以三味制一味也。桂枝湯溫者二味。涼者亦二味。是以一味制一味也。九味方內溫者六味。涼者止三味。是以一味而制二味矣。然則何能制乎。總之學節菴者習而不察其非耳。

愚初未讀景岳。乍見節菴輕用羌防以易麻桂。以故極力而議之矣。及讀景岳竟以當歸熟地而代麻桂者。豈不愈出愈奇。雖然、節菴不小易於前。景岳亦不敢大變於後。禍世誤人。景岳故重於節菴。然作俑之罪。節菴不能免也。吾故先駁節菴而後辨景岳。或詰曰、景岳何曾以當歸熟地而代麻桂乎。予曰、麻桂諸方原治風寒之用者。今見景岳所立補散諸方所用歸。孰爲君。謂虛人感冒風寒。但以補正除邪。以之解散。非代麻桂之義歟。

三論風寒溫暑不可拘於四季

世人皆以傷寒中風爲病在於冬其餘春則病溫夏則病暑云者予謂不必拘也即如仲景論曰太陽病發熱而渴不惡寒爲病溫又曰太陽中熱者暍是也其人汗出惡寒身熱而渴也此經之論溫暑如此夫溫之與暑皆以有汗而渴乃可得名溫暑若無汗而渴又豈得以溫暑名哉論曰太陽病發熱頭痛無汗而惡寒此之論傷寒也夫傷寒者獨以無汗而惡寒乃可以名爲傷寒設不惡寒而有汗豈得以傷寒名

耶仲景乃議症定名非分季而定病且溫暑既有太陽爲名然則凡病皆有太陽也凡太陽有病亦斷無拘於四季可知矣如冬月設有太陽病發熱汗出而渴者仍當名曰溫病也寧敢名曰傷寒再用麻黃湯發汗乎如春月設有病太陽病發熱無汗不渴而惡寒者亦當名之曰傷寒也寧敢再用白虎湯清火乎是所謂拘於症不可拘於季也或曰溫病者經云由於冬月鬱熱藏於身內待春而發冬月何得有溫病評予曰誠然但冬月既可鬱熱待春而發爲溫秋月

亦可鬱熱待冬而發爲溫經雖有曰冬傷於寒春必病溫夏必病暑原不曾謂凡於春夏有病人人皆由冬月鬱熱而發果有鬱熱始可名溫名暑倘無鬱熱而病風寒者仍當名爲風寒既當名爲風寒則與冬令之風寒原無異矣此不過有汗曰中風無汗曰傷寒而已有汗是風傷衛宜桂枝無汗是寒傷營宜麻黃若或夾熱俱可加以石羔黃芩夾寒俱加干羌附子此乃仲景一定之章程況論內未曾言明溫暑必病於春夏傷寒中風必病於隆冬且一年之中非其

時而有其氣者甚多。倘遇春行冬令。冬行秋令。四時混變者何歲無之。何時無病。何必按季定病。過執古板愚。故曰秋冬亦知有温暑。春夏亦知有傷寒。

文蔚節菴三十七方

予初閱傷寒六書新設三十七方名爲三十七槌稱意必有異樣奇能始敢踰越前過雷門也何也仲景爲立方之祖也既有傷寒一百一十三方金匱二百餘方無一方而不工無一藥而不備比之懸千金於市門無敢易其一字者矣詎謂節菴敢誇奇巧而能增至三十七方以補仲景之未逮者哉細閱其方內中所用羌防芎芷數方不是仲景舊制其餘皆由傷寒金匱或增或減改頭換面別立名稱止截數味藥

各不註輕重每方加羌三二片大棗三二枚另擇一可椎之物於中即謂之椎噎乎以此依樣葫蘆雖增三千豈足爲巧彼意其巧在此一椎乎夫本方既合無此一椎亦合本方不合雖加此椎亦豈得合乎且即不增三十七方則仲景之方不能治傷寒乎此不過畫蛇添足以此賣巧以此沽名之意耳豈意當時之人亦多好奇取異見其誇張誤信爲奇反多效之由此竟失古法聖方誤人不少矣或曰節菴倣效古法亦未必盡誤乎予曰因見其各方不註分兩止將

九味羌活之方最要緊者如羌防蒼辛之君藥多者用錢餘少者用數分而已合一劑而不上一兩竟謂能代麻桂青龍今世宗之皆以此等輕少之藥而治重深之症譬之杯水車薪留病養癰豈可為法即如小柴胡湯仲景於柴胡一味已經用至八兩節菴於小柴胡合劑教人每服五錢輕重相去如此吾故謂節菴是內傷之法而治外感此等方劑有何益於傷寒哉

三十七椎內有升麻發表湯係於仲景麻黃湯內另

加羌防等五味謂代麻黃湯以治傷寒又有散邪實表湯係於仲景桂枝湯另加羌防等四味謂代桂枝湯以治中風節菴旣謂麻桂二方凶險而難用矣何以再加四五味羌防同類之物以益之反不險耶此節菴自相矛盾如此

又有六一順氣湯係將仲景大承氣湯合小柴胡爲方耳節菴自贊曰此乃千金不傳之秘旨舉世不知若非子孫承繼豈肯泄露玄機如此贊嘆可爲寶貝極矣但思此方之中大承氣之藥乃陽明府症之方

小柴胡之藥。係少陽表裡居半之劑。如係陽明府症。用此大承氣亦既合矣。何必加多小柴歟。如係少陽。則用小柴胡亦既足矣。敢再加此大承氣耶。節菴雖嘆此方之妙。用此方者首要辨清果係陽明少陽二經同症。始合其方也。辨症不清。其誤非細。辨症能清。亦何必拘用此方乎。

十辨節菴方加姜棗

吾聞傷寒論。一百十二方。間有採用姜棗。或用姜而不用棗。或用棗而不用姜。取姜以發散。取棗而和中。如桂枝等湯。姜棗同用。取姜助桂而發。取棗助草而和。凡用姜則曰二兩三兩。而至六兩。用棗則十二枚。雖少亦五枚六枚。莫不問症而施。並非濫設。仲景原以姜棗爲正經藥材矣。何以節菴所列三十七椎方。許其用姜棗者得三十五方。吾不知節菴視姜棗爲何等藥料者。若謂其正藥耶。何以每方僅用一二片。

二三枚若謂其無用耶何以方方採用且既可入於發表之中亦不應入於補瀉攻下之內何以汗下溫清之劑均入羌棗乎或曰其方所用羌棗少少者欲爲引經之意耳曰謂其少用以彼所用藥料較之亦並非少也彼之分兩每味多者錢餘少者數分而已以棗三枚論無三四錢羌三五片當有數分又似比爲正料之藥相等若謂引經豈有劑劑須引寒藥用之引熱藥用之引破散用之引補益又用之引乎果無羌棗則凡藥皆不到經乎仲景爲遣方之祖未嘗

言及引經必須羌棗者否實不知其從何而來答曰
吾知之矣節菴是從鄉閭豎子學來者何也鄉閭豎
面碗碗是豬肉節菴做之故劑劑羌棗乎愚曰若然
子轉謂今之廚子是學節菴手段來也節菴劑劑羌
三片棗三枚廚子碗面必放羌三片棗三枚節菴之
三十七椎是椎羌椎蒜椎鹽椎豉今之廚子亦必椎
羌椎蒜椎鹽椎豉者與節菴無異也不覺哄堂然予
非固爲詼笑前人獨見節菴所用羌棗以及一椎即
爲奇巧今之醫者習而不察亦必以一味可椎之物

侵入方內以爲功。吾竊竊笑今之學其巧者。

陶節菴之方不足爲法論

仲景製方之祖也。所用之藥，君臣佐使，紀律森嚴，味數輕重，井井有條，一味不苟。吾觀其方，或增一味，或減一味，則必改其方之名，易其方之治。如麻黃湯減桂枝，則名還魂湯；增白朮，則名麻黃加朮湯。如桂枝湯加黃芩，則名陽旦湯；減芍藥，則名桂枝去芍藥湯。此乃增減而改名另治者。如麻桂各半湯、桂二麻一湯、小承氣湯與厚朴湯、理中湯與人參湯，皆藥同而分兩不同也。至於用水，曰甘瀾，曰潦水，曰麻沸水，曰白煮水至於服法則曰服一升服半升服七合五合則止不必盡劑一飯之頃盡一劑一日一夜服三劑至於煮法則曰先煮某後內某服後食稀粥服後飲煖水立例如此嚴整若節菴所立之三十七方也但開藥數味即名爲方不分輕重不言煮不言服加羌加棗加蒜加豉竟可是大於頭即據其方加一二味亦可減一二味亦可加重亦可減輕亦可立方如此其苟吾故謂仲景立方如良將用兵捕賊可遵而可行節菴立方如紙上談兵能言而不能行也

仲景歸真

叁卷傷寒覺誤下目錄

辨景岳傷寒治法

予觀景岳傷寒其論六經証候固未透徹及其治法亦不清楚均不足爲學者之則予試以景岳治法之大旨言之景岳曰治傷寒之法一曰發表二曰攻裡皆以邪實者爲言也其有脉氣不足形氣不足則不可言發言攻而當從乎補矣但補有輕重或宜兼補或宜全補則在乎明慧者善用之耳予思景岳治傷寒法首先重在補虛且不問症邪之凶險及傳經與否也何以内經曰傷寒三日未入於府者可汗而已既

滿三日已入於府者可下而已然則內經先問病邪在表在裡而施汗下者尙以逐邪爲先補虛爲緩也何也虛乃平素之病欲補而不能速邪乃新來之邪驅逐亦易故也子以虛人傷寒比之弃開牛入破屋若先補虛而後逐牛子閒謂其迂矣景岳又曰一傷寒但見發熱惡寒脈緊數無汗頭項強痛腰脊肢體酸疼者便是表症不拘日數俱當解散但當陰陽虛實不可不辨宜於後開汗散方中擇用子謂景岳此節之症乃太陽正傷寒之症矣當曰宜用麻黃湯以

汗之可也何以教人於後開汗散方擇用之乎仲景曰桂枝本爲解肌若其人脉浮緊發熱汗不出者不可與也常須識此勿令誤也今景岳所言之症乃禁用桂枝之症也設使學者擇用桂枝豈不誤乎卽須於景岳新方擇之亦無一方合用也何也因景岳所言發熱惡寒脉緊無汗頭項強痛肢體疼痛乃仲景所謂太陽病頭痛發熱身疼腰痛骨節疼痛惡寒無汗而喘者麻黃湯主之至合用也與麻黃湯脗合之証猶不敢用麻黃倘將何等証侯始用之乎景岳如

此立說必使後人廢却發汗之大法必有應汗不汗之誤景岳又曰傷寒如頭痛發熱惡寒表症悉除反見怕熱躁渴譫語揚手擲足斑黃發狂潮熱自汗大便不通小便短赤或胸腹脹滿疼痛或上氣喘促脉實有力即是裡症即當清裡果實邪內結不得宣通此必大爲滌蕩庶使裡通而表亦通也然必胸腹滿腸胃燥結大滿大實堅者乃可攻之故法曰痞滿燥實堅五者具而後可下又曰下不嫌遲恐內不實而誤攻之必至不救據景岳於陽明府証而敢用攻下

者亦少矣試思有幾何而得痞滿實燥堅五者具備而後攻下乎景岳止慮大便不硬攻之傷人而不知邪熱入胃不在大便硬與不硬均能傷人也仲景曰陽明發熱汗多者急下之宜大承氣湯又曰少陰病得之二三日口燥咽乾者急下之宜大承氣湯又曰少陰病自利清水色純清心下痛口乾舌燥者急下之宜大承氣湯據此三証無一關着痞滿實躁堅也若執景岳之言此等証候能有一救者乎仲景曰傷寒六七日目不了了睛不和無表裡証大便難身微

熱者。此爲實也。急下之。宜大承氣湯。又曰少陰病、六七日腹脹不大便者。急下之。宜大承氣湯。又曰發汗不解。腹滿痛者。急下之。宜大承氣湯。腹滿不減。減不足言。當下之。宜大承氣湯。據此三證。於痞滿實躁堅亦未曾有痞躁二字也。若執景岳之說。能不誤乎。子引此六證。乃仲景所謂急下。刻不容緩者也。豈不待痞滿實躁堅五者具備。吾恐千古以來。陽明裡證。求有得具者。又謂下不嫌遲。吾恐學者必謂初一。應下而姑至初二。初三。又果不大誤乎。景岳不思傷寒本人惟陽明裡証居多其死最急景岳如此立言凡有陽明府証未有不延誤矣景岳知甚大黃芒硝能傷人而不知甚病邪之傷人更大夫人之藏府與百物之藏府相近如生宰猪牛見其腸胃何等肥厚試觀病一二日而宰之牛猪腸胃何等稀薄非關下利而薄乃由於病邪而薄也設熱一無病之猪餵大黃朴硝數兩而令其瀉未必致有如此之薄者予嘗目擊有以芒硝數兩以餇病猪而愈悞者甚少而人亦宜然余景岳治傷寒裡証如此諄諄重戒攻下是不可

以為法者也。景岳曰：傷寒但見往來寒熱，脇痛口苦而嘔，或耳聾，脉弦數者，即少陽半表裡之証，治宜和解，以新方諸柴胡飲及小柴胡湯之類，酌宜用之。予據景岳此條証候，的係少陽小柴胡之症無疑矣。當曰宜用小柴胡湯為是，而教人以新方諸柴胡飲及小柴胡湯之類，然則謂小柴胡不能治半表半裡之少陽乎？謂諸柴胡飲始能治半表半裡乎？嗟乎！吾知景岳誤執節菴之言，以為少陽處於二陽三陰之間，為半寒半熱、半陰半陽、半虛半實務也。故景岳新方諸柴胡飲有加生地以滋陰者有加黄連以清火者有加熟地當歸以補血有加參芪以補氣者此乃內外夾雜之劑非表裡和解之劑也夫少陽之半表是近太陽之半半裡者是近陽明之半也試思小柴胡之原方有生姜是爲半表有黄芩是爲半裡亦可知矣如偏於表仲景則加桂枝是太陽之藥也如偏於裡仲景則加大黄或加芒消是陽明之藥也謂半表半裡非兼太陽陽明乎予故謂景岳所議表症不足以發表裡症不足以攻裡半表半裡之証又不足

爲和解因景岳先存今人常虛之偏見反以內傷之法以治傷寒則一誤到底而不覺故於傷寒治法全背仲景之準繩背仲景即背軒岐景岳何等聰明而敢背軒岐仲景之醫聖而自立傷寒治法乎予故疑而終不敢信景岳者以此

一辨景岳不分風寒麻桂

予讀景岳傷寒論於太陽經不辨風寒於治法不分麻桂意謂其忽略此種大題目固已算不得傷寒之書矣及見論風寒一條謂風寒相因風送寒來寒隨風入有不必分辨之意並論麻黃桂枝一方謂時人誤謂麻黃發汗桂枝止汗原則麻黃發表第一桂枝解表矣之亦不必分明倘學者以風寒二字及麻桂二湯必欲分其陰陽同異則失之遠矣如此云云者無怪景岳之治傷寒甚易也吾見其論治傷寒於三

陽止分表症裡症半表裡症於三陰則未曾言及陰陽治法矣而今太陽症內又謂不須分辨風寒如此而論傷寒豈不甚淺矣哉何以仲景於太陽經內首重風寒麻桂四大綱領之題目也仲景論曰太陽病發熱汗出惡寒其脉緩者名爲中風此辨中風之脉症也又曰太陽病頭痛發熱汗出惡風者桂枝湯主之此言桂枝湯應治之症如此然則中風之証必須桂枝湯矣仲景又曰太陽病或已發熱或未發熱必惡寒體痛嘔逆脉陰陽俱緊者名曰傷寒此辨傷寒

之脈証也又曰太陽病頭痛發熱身疼腰痛骨節疼痛惡風無汗而喘者麻黄湯主之此言麻黄湯應治之症如此然則傷寒之証必須麻黄矣仲景又曰桂枝本為解肌若其人脈浮緊發熱汗不出者不可與也常須識此勿令誤也然則傷寒之証而用桂枝湯必有誤者矣又曰若脈微弱汗出惡風者不可服大青龍湯服之則厥逆筋惕肉瞤此為逆也然則脈微弱汗出惡風之中風斷不敢誤用大青龍與麻黄湯矣是故傷寒証與中風証必須分之為二麻黄湯與桂

枝湯切勿誤之爲一亦明矣且仲景又曰衛行脉外營行脉中然則營衛殊途也又曰風則傷衛寒則傷營然則風寒各傷其一也況寒傷營寒屬陰營主血營亦屬陰寒入營中血分其血凝澁令其皮膚閉密非麻黄湯大發肌表則汗不得出故傷寒爲表實此之謂也風傷衛風屬陽衛主氣衛亦屬陽風入衛中氣分其氣虛弱令其腠裡緩其汗常出非桂枝湯實肌肉而汗不得止故中風爲表虛此之謂也是則傷寒與中風雖皆表症而表虛表實氷炭不同治法大

疑亦可知也吾見景岳專辨時醫誤爲獨指發表出汗用麻黄解肌止汗用桂枝之非予謂一發一止何謂全非景岳不過見仲景有以桂枝曰發汗者有以桂枝曰解表者意謂桂枝亦係發汗之劑非專止汗之用故謂麻黄湯第一桂枝湯解表次之謂麻桂二方不須分辨者執此之說而已獨不思仲景曰營弱衛強故使汗出欲救邪風者宜桂枝湯仲景何不曰宜用麻黄湯乎吾思仲景論內傷寒証有時而用桂枝湯以發汗斷無有中風症而用麻黄湯以止汗止

有無汗之中風斷無汗出之傷寒且有中風有汗誤用麻黃則致亡陽於外傷寒無汗誤用桂枝則致陽陷於內是則麻黃湯與桂枝湯若不分別而混用寍無誤乎學者但於金鑑之內試看麻桂二湯之解註當知景岳之謬談矣自仲景傳書以來以至明末計二千餘年從未有一人敢論風寒不必分焉麻桂不必異焉有如景岳者仲景之書尊之者有曰經遵之者有曰金匱皆知爲醫統之書聖方聖法矣吾不知景岳何大自信竟敢變易如此想亦爲節菴所誤故

也景岳以爲飾巷居然前輩醫賢飾巷可以變易其方我亦可以變易其法故至於此予初時亦以爲景岳高明及專其方法以治傷寒未見所益又見同時之醫尊景岳之義者亦不見其利近因熟習醫宗金鑑始知景岳苟假之術有誤於人也獨惜景岳先没不曾目見我

朝之金鑑註解仲景之善設景岳得見仲景之書吾恐景岳未敢如此立論矣但景岳傳世既久今人習景岳者多習金鑑者少故仍然不知景岳之非吾務求

其一是。則不能不力斥其非也。

卅辨傷寒中風論

傷寒論則首辨中風傷寒一屬陰一屬陽一傷衛一傷營一屬氣分一屬血分大相懸異而景岳則謂不須分辨但謂傷寒之深者則爲傷寒寒之淺者則爲中風予謂景岳實生不逢時未曾讀着喻嘉言之尚論吳謙之金鑑實亦未專讀仲景之書以爲傷寒之中有惡風中風之中有惡寒遂指風寒同類祇有深淺之分而無風寒之辨又見陶節菴以九味羌活能代麻桂青龍旣可用治中風又可通治傷寒遂致放

胆而論曰倘學者以風寒二字及麻黃桂枝二湯必欲分其陰陽同異而執以為辭則失之遠矣自予思之仲景論內脈緊無汗為傷寒脈緩有汗為中風其實不能盡合因無汗而脈緊則常見惟有汗而脈緩其實少也但仲景以脈弱脈緩亦有中風脈也景岳不思中風乃表陽氣虛之証也其中脈微脈弱即為中風也當知脈緩即係脈微脈弱脈浮也太陽論內以浮字為中風之脈以緊字為傷寒之脈此定例也豈專一以緩字固執為例不知通變乎然景岳以條

淺而分風寒，亦未嘗無理，但謂風寒二字不必分矣，
不指出風寒模樣，將何以誨後學乎。予且以風寒淺
深之不同，營衛之各異，見証之可辨者，試言之於後，
請以度之。

中風初起，即見額上大熱，微微惡寒，呵欠，唇紅，面紅，
兼潮潤有汗，尿色變，頭痛項强，脊緊，手足痠惰，然能
行動，猶能食。

傷寒初起，先見惡寒，蒙被，牙關，身骨痛，口起烟灰之
氣，兼胃口變，不知味，皮寒無汗，脊背痠痛，身重不能

行頭重耳中响如千蟬萬蟋鳴鉦擊鐵發熱而不甚

熱而色青慘縐眉心煩不安周身楚痛之狀

中風症陽藏之人或酒食鬱怒勞苦為火先盛而招

風者居多

傷寒症陰藏之人或中虛生熱而後招寒居多

中風症多傳三陽如發熱惡寒發渴是太陽傳陽明

也身熱譫語惡寒耳聾口苦是太陽傳少陽也且多

傳陽明府症

傷寒症多合三陰如發微熱欲寐昏迷身痛是太陽

合少陰也如發熱嘔吐或下利是太陽合太陰也[illegible]
陽明府症甚少也

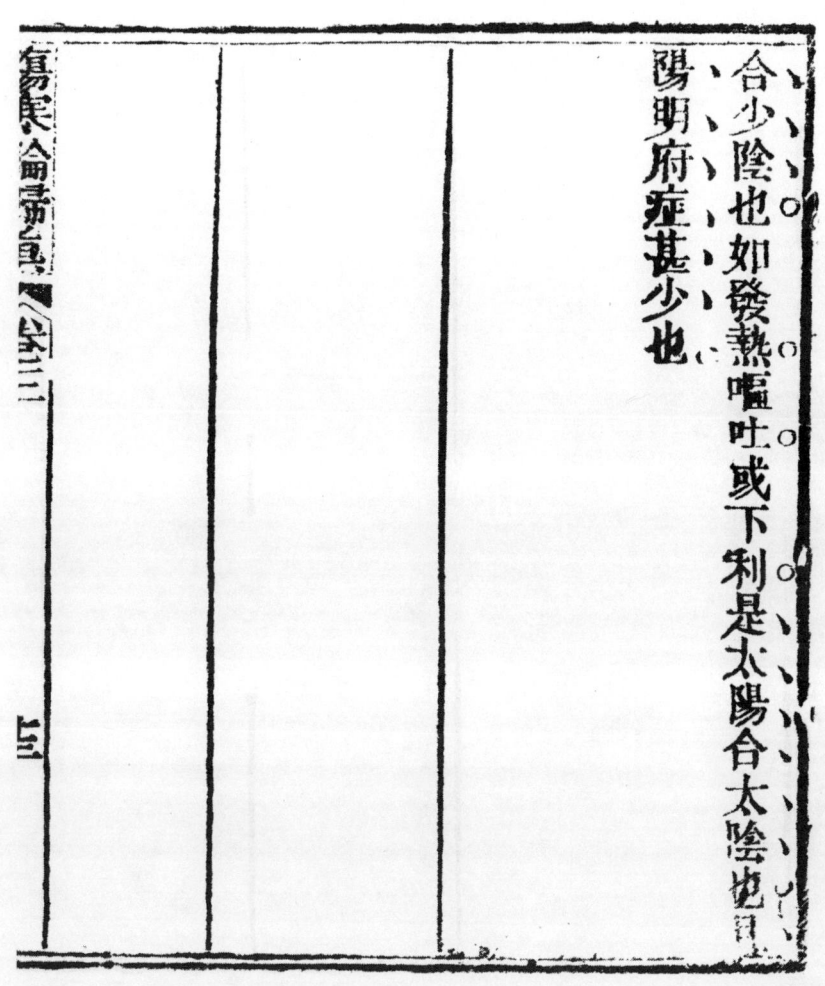

又辨景岳今人常虛

吾觀景岳傳忠錄辨丹溪陽常有餘之說遂反之以爲陽常不足辨丹溪氣有餘便是火遂反之曰氣不足便是寒又謂今人之病虛者常八九又謂今人虛火多而實火少謂病症可用攻下者數十中不過一二痘疹實脉實症亦數十中不過一二然則景岳不論外感內傷偏主甘溫有所由矣但以今人傷寒內傷者居七八而又立補散之方而以爲善不知景岳何以見得今人如此多虛也吾恐景岳謂今人多虛

亦無的確憑據也得無見古人以五尺爲童子今人以五尺爲丈夫古人每食一斗今人每食半升古人用藥以兩計今人用藥以錢計謂古人長大則實今人短小則虛乎然則以仲景之時爲古以丹溪之時爲今但丹溪宋元間人仲景漢末之人宋元數至漢末八百年之今古致人物大小相爭如是設使漢末上至軒岐二千餘年今古遠隔漢末之方用兩者軒岐宜用斤矣漢末之人七尺軒岐之人宜無丈餘乎漢人每食一斗軒岐之人每食宜一斛乎漢末之人

人實軒岐之人更實可知則軒岐之醫書傳合今人所讀耶。且目今之人已常虛若再歷一二千年其人之身材長短食物之多少固應比今減少數倍爲合乎。則古之五尺童子變爲他時五尺之丈夫今日之人常虛他時之人常病常死爲是矣嗟乎苟如是天地之靡爛亦易矣景岳如此辨材豈獨不知今古斗秤大小不同耶何以見得今人之與古人虛實不同且景岳又年老之醫矣當有所見也嘗稽景岳出於明朝衰滅之秋是時凶荒之歲居多其時民人常虛無足怪也。學者當知景岳所議方症，偏於甘溫，宜於景岳之秋，而不合於今之世也。凡治病之法，看其人之老少、虛實、症候淺深，按症發方，勿效景岳偏用甘溫方可。景岳有知，或從而辨之曰：世人趨薄，營利徇慾，人故常虛。予曰：天下之大，未必人人如此，雖軒岐之世，未能無如此症。果謂世人薄則虛，古人厚則不虛，然則軒岐之民當無病，不須醫乎？何以今人有某病，古人亦有某病，今人有虛，古人亦有虛。彼景岳之書，亦為虛人有病而設者也，倘遇不虛人病則不合

矣○

辨景岳陽常不足

自古以來人以陰陽平和皆以爲陰陽平等而不知陽以有餘陰以不足爲平和也設陽不有餘則不能平和也何也如天爲陽地爲陰倘止陰陽平等則天居上而地居下判然爲二亦既足矣天何以包大地於中而不墮又一晝夜走遍天地一周而不勞可見天之陽有餘而地之陰不及矣又日爲陽月爲陰日明於晝月光於夜亦既足矣何以月有盈虧而日無虧缺非陽有餘乎至於人身陰望陽生陽不常餘將

何以生陰乎又氣為陽血為陰血氣平等則人能行動已設使氣不有餘何能以百斤之身而舉千斤之重乎藏府之陰陽平等則食寒見寒食熱見熱而能消瓜菓蔬菜之寒涼是陽有餘矣人自幼純陽之質始飲乳汁以為生及至壯時陽有餘則生育老時也陽不衰則猶能強健其餘天地之雌雄凡屬陽者必強屬陰者必弱然則天地萬物以及人身一切陰陽皆以陽有餘為平和亦可見也據景岳陰陽止得平等故曰陰陽之道勢若權衡稍有偏倚則災害並至

丹溪可以謂陽常有餘。我亦可指陽常不足。丹溪言用苦寒以伐人元氣。我今改以甘温補人之元氣。而病不愈耶。彼自謂獨出高見。欲救丹溪四百年苦寒之害。獨不知已之偏於甘温。亦貽害已百餘年乎。可見立法造方。原非輕易。以景岳之聰明。猶不知陽以有餘為平和。竟反之以陽常不足。但陽不有餘。猶不可以為陰陽。況以為陽常不足耶。因景岳意中存了今人常虛之見。遂致偏執而不覺也。吾原其故。景岳生於兵荒之時。凡所見者多虛。不足怪。今之學者當

思氣候不同固不當遵景岳十病九虛亦不當信丹溪十病九實總以辨証清楚豈有虛虛實實之虞耶至謂陽常不足當知景岳無稽之談乃可

辨傷寒須補論

古人有傷寒無補法之說。景岳則深詆之。以爲傷寒必須補者。但以半補或全補。是在慧心者善用之而已。予以爲傷寒無補。未必全非。傷寒須補。亦未必全是。何也。傷寒之初。邪盛之際。何暇言補。何得謂無補之說全非。景岳謂必須補者。而用歸芪參熟。何得而謂全是。但景岳見仲景人參桂枝等湯。是爲補法。故敢辨駁前人也。孰不知仲景所以補者。惟補陽也。救陰也。況傷寒之虛。止聞陽虛陰虛。未聞氣虛血虛也。

夫陽虛則陰必盛陰虛而陽必盛是故一虛而有一盛雖乃可慮其虛仍當可慮其盛也因其盛所以致其虛請問既補其虛將何以處其盛是故內傷始主氣血兩虛傷寒則主陰陽偏盛故傷寒之初止有慮其亡陽惟用桂附干羌以補陽傷寒之後則有慮其亡陰故用大黃朴硝以救陰所謂傷寒須補者謂補陰補陽即此而已故古人謂無補法者謂無補氣補血之補也未常不是也今景岳所駁者謂今人常虛不虛則不病是以凡病者必須先補氣血氣血壯則

寒邪自退矣。夫氣虛血虛，乃素來之虛，舊病也。當歸熟地，緩藥也；傷寒之病，急病也。以緩藥而治急病，不亦難乎？景岳誤以陰虛陽虛以爲氣虛血虛，故謂傷寒須補，而用當歸、熟地、黃芪、白朮補氣血之藥，是將外感之病而作內傷之治，不思補多一日，未見其補病多一日，大見其危。今世庸醫之誤人，實景岳之作俑也。或曰：景岳謂虛人傷寒須補，而不虛者未必須補也。予曰：立論之義，輕重不同也。其有謂今人常虛，是則凡病常當補也。又謂今人傷寒內傷勞倦者十居七八。然則亦十中補其七八矣。其立治方。又有補散。清補。峻補。溫補。然則偏補無疑也。又謂豈可過於補。不可過於清。然則又專意在補虛為務矣。總不念及病邪之兇暴。是豈可以為法耶。況仲景論內亦有補法。原為虛人之治者。止有補陽之方。而未聞有補氣補血之條也。止有用着人參附子。何曾用過熟地當歸以為補乎。自古發散之劑。止有輕清補陽之藥。未有用重濁補陰之藥也。原傷寒表症。乃陽虛陰盛之症也。陰既盛而又補陰耶。吾謂古云傷寒無補法是無補氣補血之法而景岳反常用補氣補血之方豈非畔古而誤今哉景岳之誤舉世不省皆原以爲補虛之法善人所樂從也今人常虛人易信也又謂半散半補以及補正可以除邪謂行王道而穩也散邪攻毒謂行霸道而險也誰敢試其險而不從其穩哉總不思留邪養癰雖日殺萬人而不知從補之誤所謂一言遺禍流毒萬世良有以也予雖反覆辨論人亦未必信從但請細思傷寒補氣補血乃景岳一人之見已而傷寒無補氣血例乃內經仲景之大法

也。設使景岳果係聖人。則當從。若猶凡人。則當改逆
易轍。毋爲其誤乃可。

十辨景岳虛人始病不虛人則不病

予初讀景岳有謂虛人始病不虛人則不病然則病者皆虛皆當從補之說吾亦以爲鐵板格言於今思之均不足信如謂虛人始病然則患病者皆虛人矣何以有平生虛弱而終身竟無病者又如不虛之人則不病之說亦不盡然予見壯盛之輩患傷寒不少亦不聞止因一虛而招病者然則不虛之人亦有病也景岳之言可盡信乎

予斷曰病不病不盡關虛不虛凡傷寒者其人先已

有病而後再招風寒耳。至於治法。亦不必問其虛不虛。但問病邪重不重。若重則宜急攻其邪。急攻其邪即是保元氣矣。

十三辨景岳補陰益氣煎

近來時醫多習景岳凡遇傷寒多謂今人常虛多從補散以爲平穩謂傷寒氣虛者用補中益氣湯爲主血虛者以補陰益氣煎爲先吾實不解其將何以定其爲血虛氣虛也將謂其脉細微爲氣虛乎然傷寒脉細是名陽症陰脉即係陰陽兩感宜用麻黃附子細辛湯矣補中益氣何能治乎將謂其脉浮虛爲血虛乎然太陽之病其脉浮虛即係中風之症矣宜用桂枝湯或加人參是也以補陰益氣何能治乎吾實

不知景岳以何法而辨太陽表症而分其氣虛血虛也且太陽表症例係陽虛陰盛千古鉄板定例之矣若用補中益氣湯猶係陽分之藥以補其陽猶近理也若以補陰益氣以當歸熟地之陰藥而治陽虛陰盛之症不亦謬乎又或以初病汗多叉手冐心其身振戰爲氣虛乎夫汗多振戰仲景有桂枝甘草湯以治其陽虛之方矣亦非氣虛之例也補中益氣之方未盡合也不思太陽外感之症本係陽虛陰盛又豈有陰虛之理而合補陰益氣湯之症乎此乃憑空白

擬之法以誤後人吾故謂景岳以外感之陽虛陰虛誤為氣虛血虛觀其用補中補陰之二方亦可知矣即如補中益氣之方原謂陽藥可以益氣但景岳補陰益氣煎乃是陰藥何以亦云益氣乎然則陽藥可益氣陰藥亦可以益氣是謂陰陽之藥皆可以益氣無理矣且補中益氣與補陰益氣為兩傷之方則可為外感表症之方則有誤無益凡今之醫者於外感三陽之症常常用着補陰益氣煎乃景岳誤人之方也即如景岳之理陰煎大溫中飲三陰煎五柴胡金

水六君等方。皆用當歸熟地陰分之藥。而云外感之用。今人亦照用之。習而不察。爲害甚大。此景岳之過可勝數哉。

又論景岳五柴胡飲

仲景所立小柴胡湯專爲和解少陽之劑也少陽一經處於表裡之間寒熱未定其偏表裡未定其位故方中之藥料有清有補有降有和仍須加減之法爲其雜病獨多之故然而重用柴胡者專在太平少陽之木氣免其尅土而妨其傳入太陰之意也陶節菴之加減柴胡湯加芍藥或加葛根尚係不失仲景本來之題目者惟景岳張氏新方竟以柴胡之名增七八方內中一柴胡直至五柴胡似以五方而配五藏

之意者不思外感之病止責在三陽何得責在五藏柴胡一藥專治少陽之外感斷不治五藏之內傷少陽一症止有傳經而來之熱實斷不有自病之寒虛少陽之劑止用着大黃芒硝斷不用細辛附子而且仲景論內果有少陽之症始用柴胡太陽陽明之症猶不敢用者慮其引入少陽之故也今景岳所立五柴胡方為治少陽外感之邪則不應配五藏之數而用五藏之藥為治五藏內傷耶五藏何得有柴胡之藥大不通也卽以其五柴胡飲五方而論如一柴胡

用生地生地者腎藏滋水之藥也凡外感之病上病在足少陽經斷不關於腎也一柴胡者謂腎經而有少陽之証耶謂少陽經而波及腎藏耶二柴胡用細辛細辛者乃陰經驅寒之藥也豈可以三陽之症而用三陰之藥耶且以柴胡之藥而配細辛但問爲治陰邪抑治陽邪仲景論內未有此例也景岳爲見節菴九味羌活湯內用之亦效之而不察耳三柴胡應爲配肝藏之數所用熟地當歸以補肝經血分之藥乎夫既名柴胡爲有少陽之病何以補及肝虛乎肝

藏亦有外感乎外感之邪亦入於肝乎止聞外感有少陽之症連及厥陰未聞少陽而有肝虛之症也何也少陽一經之病必使木勢過強慮其尅土治法以平肝不暇反用補肝耶四柴胡飲內係柴胡參草生姜此乃仲景本有此藥者獨加當歸一味而以四數爲名吾不知其所以但當歸者補血之藥據其註謂勞倦外感六脉細數正不勝邪而用者但思虛人外感豈獨感於少陽而何獨用柴胡耶脉既緊數細微又焉知不是三陰之症而獨服柴胡一二三錢不慮其

延遲日數而致變病乎五柴胡用了熟地當歸白朮
白芍補氣血之品竟似內傷調養之劑但有柴胡卽
云外感之藥夫柴胡仲景取之獨治少陽而景岳取
之通治一切外感吾不知凡屬外感皆感少陽而不
感太陽陽明也乎於今之世一切風寒外感醫者習
景岳則必以柴胡爲首習節菴者則必以羌活爲先
吾謂治外感宜可用羌活不可用柴胡也何也外感
之症太陽陽明爲首而又多少陽爲後而少未傳少
陽例禁柴胡也若開手卽用柴胡吾恐太陽陽明被

其引之而傳入少陽也。至於外感用補劑。仲景止用參朮羌附而已。未聞用到熟地當歸。今人用熟地當歸。是效景岳而來者也。但熟地當歸。內傷之藥。施之於外感。既非先聖之法程。後之學者。切勿執爲定法。仍須斟酌乃可。即此五柴胡。如此論來。是是非非。亦當細核。倘謂古人有書可信。而盡信之。爲古人所誤。不如無書爲愈云爾。

十論熟地

今人不拘內傷外感。常恃熟地以之爲君將。謂其有大功用也。依愚計之。不多見其功也。即據金匱三百餘方。獨於腎氣丸用之。傷寒百餘方未之用也。顯見傷寒外感與熟地不相宜也。何也。夫熟地腎經藥也。外感之病。止有波及於足少陰。斷無感於腎藏之事。固不宜用。且外感之症。乃陽虛陰盛之病。宜汗之則愈者也。陽既虛。陰既盛。何以又須熟地以補陰。無其理也。是則熟地不宜於外感。止可宜於內傷而已。然愚計內傷之症猶不宜者也。即如失血咳嗽之內傷。有二症。一由肺腎損傷。謂之真內傷。一由風火蓄鬱。則謂之假內傷。如真內傷原係難醫。可治者少。而胃氣必傷。再以熟地之甜膩。滯其胃氣。不速其死乎。故謂真內傷用熟地。未有一生。又如假內傷。蓄熱而來。胃中有火。再恃熟地甘溫以生熱。其死亦不速乎。故謂假內傷之用熟地。無有不死。此又可知外感忌熟地。即內傷亦忌熟地矣。或曰。然熟地竟無用乎。予曰不敢沒其功。如腎氣虛。如腎氣丸。則補腎也。婦人血虛胎前產後則有功也凡內傷之屬曰無損者用之亦有功也病後胃口既開血氣未復者用之有功也即此數種可恃其功倘謂外感之症望其補正除邪則爲景岳所誤者不少矣學者亦試察之

附論景岳痘科

夫景岳之偏補忌瀉。不止傷寒一道也。即痘科一道。流弊更大。吾具救世之心。略更言之。於後痘疹一症。古人以痘名之。原非盡善之症。故有順險逆三者之分。順者不須治。逆者不能治。所可治者。止爲險症一途而已。既稱爲痘。又名爲險。善治則生。不善治則死。豈非輕平之劑。淺術之輩。所能辨也。是以各家痘書伎倆不同。立方有異。然未有不重在攻毒也。何也。痘症之死者。惟此一毒字也。傷寒之熱邪。由太陽而入於陽明痘疹之熱毒由少陰出至陽明痘疹之熱甚於傷寒之熱吾見痘疹之藥重逾於傷寒之藥十倍始能勝病此屢驗者也不意景岳論痘步步顧盼其虛而不慮毒之死人甚於虛者百倍而反視毒字爲兒戲如傳忠錄景岳論時醫有曰小兒痘症發熱不必疑也惟是熱甚而毒甚者則不得不清火以解毒然必有內熱眞火脉証方可治以清凉此不過十數中一二人耳然則景岳以痘疹之証熱毒者甚少也何以吾見十不存五之凶者百數次矣且見一百之中

無二而不熱盛者惟種痘者則平順爲多而已又謂熱毒甚不得已始用清凉然則景岳治毒而用苦寒亦甚少矣何以吾見蔡慶初治熱毒之痘用至大黃川連各十兩另苦寒佐之者不下十斤且日見其治愈者兩年之間約有五十餘人設使專信景岳止用清凉彼數十人中誰有一存者乎但不知景岳以清凉治熱毒爲治順症之熱毒抑治險症之熱毒而已雖未言明然既名熱毒即不險而亦近於險矣若但以清凉之藥爲治豈不近於兒戲乎况景岳以清凉

治痘症之熱毒係傳忠錄辨論時醫之言無怪今日之時醫動以清凉爲正法反謗慶初重用苦寒目之以爲時醫宜矣愚思以清凉治熱毒比之持小刀而使大木濟乎否轉令景岳之書盛傳天下百年矣無一輕議者意必有所長也以愚忖之景岳或長於內傷必短於外感或長於雜症必短於痘科然以景岳之才愚何人斯敢議其短能免于人所指乎但思聖人之言曰好而知其惡又曰衆好之必察焉知此意者可以讀古人之書可免古人之誤況凡百病惱傷

寒外感與痘疹獨多病之凶險亦莫如傷寒痘疹之速至治病而慮貽誤又惟傷寒痘疹之莫測因景岳傷寒痘疹非其所長故輕口論之此亦救世之心重自顧之心輕甘冒狂妄獲罪前賢亦不甚惜

上原謗

客有謂予曰。子辨駁劉張二子之言。亦既多矣。無益也乎。且以予心問心。醫道信得過否。予曰。所辨二子者。爲傷寒一道耳。非敢輕論二子醫學長短也。惟傷寒一道。彼二子均從內經仲景而來。予所習者。亦從內經仲景而來者。因見二子所論之傷寒。其道不同故也。念二子才學。斷不能勝於內經仲景。既不勝之。而敢易之變之。是以可議也。然二子名傳天下數百年矣。今之醫者奉之以爲神明久矣。予雖鳴鉦擊

鐸排門逐戶高聲疾呼曰張劉二子之傷寒誤人者
也人不瞠目指予罵予亦幸矣有肯信予之言者哉
惟予具救世之心不得已而辨耳然翻人成案固難
況翻名人之案更難故以內經之傷寒如此仲景之
傷寒亦如此隨見節菴之傷寒小變者不如此景岳
之傷寒又大變更不如此兩兩對核而確見二子之
謬矣差可自信故以逐欵逐節論來不覺言之多而
複矣予言雖多論之果是可免後人之誤何慮口過
平且凡醫書作者之心未有不具濟人之心未有甘

於誤人之理其或執意過偏果有害人之說亦未有不欲後人挽正也如景岳論子建有誤世之言數而罵之且曰子建子建如汝有靈亦當謝予之不暇云者然則景岳果有偏見誤人之說見予辨之亦當善予謝予之不暇倘敢怨予恨予耶予惟愿後賢摘予所辨之是非或者尺有所短寸有所長亦不可量予果又偏亦望後人辨予駁予予敢不謝之乎或曰以子才學辨論前賢寧無不自諒乎予曰誠然但以二子之平庸敢議仲景子亦可謬以庸愚而駁二子苟

二子果無可議。予何敢議。有可議不關誤後人。予何必議。因二子果有誤後人之說。予故駁之。且予縱不駁。亦能免後人之不駁乎

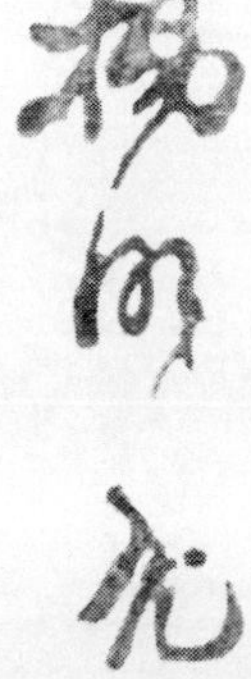

广州中医学院
图书館
图　　书

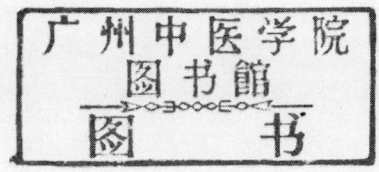

广州中医学院
图书館
图　书

汪X朋

嶺南醫學叢書

引正序

引正者何欲引後學歸於仲景之正傳也百凡病症惟傷寒外感之症爲多先師之傷寒一書議論風寒之症又獨詳備後世医家果能人人習仲景之書遵照仲景之正法正方医治傷寒外感一貫可通自無難題且大利便揔因古人詞義深古庸淺之輩欲速之流原難習用自宋之世始創註解繼之註者百有餘家無非斷章釋句爲義可使專功之人明而不能使欲速之人用卽如外臺方議傷寒百問不過釋疑

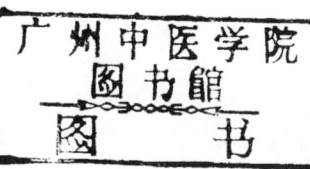

問難爲題。止可對近道者言。而不能向初學者說。即如錢仲楊乃宋代明医。猶云不精傷寒。可見傷寒一科原非易學可知也。至及節菴景岳議論症治淺白易學。其如均以背畔仲景之治法。以爲能竟使學者由此而失其正治正方。近有傷寒大白一書。編列各症。遵經引証。可稱善本。然而治法治方亦不能出節菴之陋習。從不見有議論六經症候透徹陰陽表裡詳明。可使學者易於入門之書。是以世人少攻仲景傷寒一道。實無正師。無怪世医凡治傷寒不能盡一

各逞各巧各稱各是反以病者爲試藥之區如有一
症雖聚十醫亦不能有同指病名同用某方者矣寻
故謂近來傷寒外感多非正治亦因少習正書之過
也我
朝廷頒發醫宗金鑑一切雜症論治固然精妙至於傷
寒一書註解議論高出千古凡屬醫家理宜仰副
盛朝頒發之初心人人專習之可也何以近來仍少遵
須傷寒之書多因卷頁繁多欲速之輩仍難習用亦
明知其爲夜光亦不得巳等之魚目寻因專習有年

類得其數。不欲自私。誠欲公諸後學。是以此卷先論仲景所以而爲傷寒立論。所以而爲傷寒治法。再將六經經脉証候。表裡陰陽。大宗題目。逐項分開。詳論透徹。欲使學者易於入門。臨証設方。胸有繩墨。且其所用均係正法正方。故以名其書曰引正者在此。

東莞陳煥堂自序

仲景歸真

○肆卷傷寒引正目錄上

〡不識傷寒不能精治外感論

〢府字論

〣仲景傷寒

〤傷寒治法

〥四時受病不同

〦論陽藏無直中陰藏無傳經

〧傳變辨

傷寒論證要卷四

三傷寒傳手論

○五卷傷寒引正目錄下

傷寒入門二十六訣

一不識傷寒不能精治外感論

予見世醫以爲南人無傷寒。所有者皆是寒之風寒。外感。自以爲外感必輕於傷寒。因而少習仲景之書。不識三陽症候。凡遇風寒症候。不拘傷寒中風。均以外感兩字爲名。不分經。不問症。習節菴者。則以九味羌活。習景岳者。則以諸柴胡。其餘則以小柴加減敗毒參蘇等方。輕劑緩藥。紛投雜進。是乃和解夾雜之劑。從不用着發表和營之正法。更有可笑者。遇表症。則以半表半散。遇裡症。則以半補半瀉。反爲明公其

外感亦不可忽略

開世人多少見識

中非無見效。然而應汗不汗，應吐不吐，延綿而死者，諒亦不少。此等之死，爲傷寒死乎？爲外感死乎？俱不可知。是則傷寒可以死人，外感亦可以死人，莫謂傷寒始重而外感則輕矣。原夫人身皮毛之内則有經脉，經脉之内則有營衛，風寒傷人，不傷其營則傷其衛，斷無撼不傷及營衛之理。設使營衛不傷，固不可名爲傷寒，亦不可名爲外感矣。是則傷寒有營衛之証，外感亦有營衛之症；傷寒當辨風寒，而外感亦當辨風寒；傷寒有三陽証候，外感亦當有三陽証候。吾固謂不讀仲景不辨三陽証候即不能醫治傷寒既不能治傷寒亦豈能精治外感乎予謂凡爲醫家學應熟讀識仲景所識六經表裡陰陽定例症候始能分辨某症是入某經某症屬表某症屬裡某証屬陰某証屬陽然後能定本症合症雜症變証誤治坏症蓋不説病而云証者是一定之証猶云證據之義然則傷寒稱証外感亦當稱証不識証以何而定爲傷寒又以何而指爲外感今予首將六經表裡陰陽攝總分門可使學者讀熟先識傷寒自然精治外感余

圖云外感者即傷寒之別名原同一類不可分爲兩証也治則同法藥則同方但分輕重淺深而已然傷寒之中寧無輕重淺深之証哉總當視之爲一可也

川論府字

內經曰人之傷於寒而爲熱病也未滿三日不入於府者可汗而已既滿三日已入於府者可下而已此兩個府字自古以來皆指三陰之陰字而言也何也因經又有曰傷寒一日太陽受之二日陽明受之三日少陽受之四日太陰受之五日少陰受之六日厥陰受之是以人以三日之前爲三陽三日之後爲三陰矣故昔人皆計日而定其汗下是則以府字專指以爲三陰謂前三日宜發汗後三日宜攻下由來久

足見看書精細

見解獨真

擅用承氣者當識此

矣若將以府字爲三陰則内經當曰未滿三日可汗而已既滿三日可下而已亦足矣又何必言未入于府與已入于府這二句乎這二句這二箇府字乃（此句入多悉累耳）指陽明胃府之府字而言也自古及今惟仲景知之而特未明言之耳予何故謂仲景知之而未言因觀仲景論内三陰可下之証皆用大承氣湯于可下諸条皆現出陽明府証模様故以知仲景知之但未言明者蓋以大承氣湯者乃陽明胃多氣多血之府始堪承受此等大耗大破之劑即雖陽明經証陽明熱

此宜留意

証猶不應用何況三陰柔嫩之臟何能受此摧蕩耶

或曰邪傳三陰則三陰當病何故而政及陽明之府乎予曰陽明之府滋蔭百骸雖十二經莫不受其恩賜所以三陽三陰邪重病深皆可傳入陽明有如眾子被禍莫不投奔于母之類雖有專經受病之藏亦莫不波及胃府故凡傳邪傳入三陰不曾傳到胃府止得稱為三陰之熱証仍不得稱為三陰可下之証也仲景所設大承氣湯急下之症六条派在陽明少陰太陰三經之內然則三陰三陽俱有可下之經但

三陰之內未得皆有可下之症。故厥陰一經。仲景未立可下之條。亦可知也。可見內經曰。已入于府者可下而已之言。決非指爲已入于三陰而云可下者。是必爲已入于陽明胃府而始得云可下無疑。然則兩箇府字。是指明胃府之府字當無疑矣。

川論仲景之傷寒補內經之未逮

自有傷寒論以來。人知仲景補內經之未逮。豈知仲景止以內經二節七十四字而能詳出傷寒三百九十餘症乎。如經曰人之傷于寒而爲熱病也。即此十字。仲景採之以作傷寒之總綱者也。經曰未滿三日不入于府者可汗而已。既滿三日已入于府者可下而已。這二十六字。仲景採之以作傷寒之總治也。如正治誤治皆由此而來矣。經曰傷寒一日太陽受之。二日陽明受之。三日少陽受之。四日太陰受之。五日

如此推想
極見靈机

少陰受之六日厥陰受之這三十八字仲景採之以作傷寒之總症者如正病合病壞病雜病陰陽表裡淺深順逆之病莫不由此而來者即此共七十四字而成傷寒全套工夫吾試詳之吾想仲景意謂傷寒者初因人爲風寒所傷之病耳經言人之傷于寒而爲熱倘人之傷于風更可以爲熱也如人之傷于寒而爲熱寧無傷于寒而不爲熱者乎夫傷于寒而爲熱是指傳經之傷寒乃熱症者也傷于寒而不爲熱乃不傳經之傷寒寒症者也故仲景又將風寒熱三

者須爲傷寒之總因如傷寒如中風如風溫如中熱急溫急下等類三百九十餘症莫不因此三者而成也仲景又立表裡陰陽四者爲傷寒之辨症凡有諸症皆可即曰表曰裡曰陰曰陽此四者而分也凡立麻黄湯諸条以治傷寒立桂枝湯諸条以治中風至于表寒而傳經者立麻黄湯葛根湯等条以散之裡寒而不傳經者有四逆湯白通湯附子湯等条以溫之又表熱宜發表則有麻黄桂柴葛裡熱宜清裡則有白虎承氣如此等症等方計有數十条是從經曰

皆說未滿三日之症

如此辨症之清深細異常

人之傷于寒而爲熱病也這十箇字之中而橫推直想得來也經曰未滿三日不入于府者可汗而已即此十三字耳仲景論之曰人傷于風寒未滿三日有病之輕者有病之重者有病在太陽陽明或有病在少陽有脉若靜不傳經而愈者有脉若緊即傳經而不愈者況未滿三日尚在三陽本不應入于府而可汗亦當慮其竟入于府而反有可下者或不入于府而應在表或不入于府而亦不在表者或在上或在下或在中或在半表半裡如此等症固不可下且又

辨症至此更細甚

不可汗者。其余之何故仲景立麻桂柴葛須治其未入府而可汗△。立調胃承氣須治其竟入于府而可下。立瓜蒂散、栀子豉湯治其未入府而在上者△。立五苓散、十棗湯、抵當湯治其未入于府而在下者△。立大小陷胸湯、及諸瀉心湯治其未入府而在中者、立小柴胡湯、黄連湯治其未入于府而在半表半裡者。即使未滿三日。未入府者而可汗矣。仍須量其大汗小汗、微微似汗之分。又或可汗而夾熱可汗而夾寒。又或可汗而過于汗。或未可汗而誤于汗。不可不辨。

看治法更
精詳

如可大汗則有麻黃湯可小汗則有桂枝二麻黃一湯可微微似汗則有桂枝湯麻桂各半湯如可汗而夾熱則有麻黃加石羔湯麻杏石甘湯大青龍湯陽旦湯越婢湯桂枝加葛根湯葛根湯可汗而夾寒則有麻黃附子細辛湯小青龍湯麻黃加附子湯桂枝加干姜湯至于誤汗而亡陽則有四逆湯附子湯誤汗而陽虛則有桂枝人參湯桂枝加附子湯誤汗而致叉手冒心則有桂枝甘草湯誤汗而振振欲擗地則有真武湯誤汗而遂漏不止則有桂枝加附子湯

其餘可汗而已。或可汗而不已。亦當細論。故仲景立此等症等方數十条。是從經曰未滿三日未入于府者可汗而已。此三句共一十三字之中而來者。又經曰既滿三日已入于府者。可下而已。意仲景曰入患風寒。既滿三日。應入于府者。或至五六日始入于府者。或在八九日十三日仍有不入于府者。有輕有重或愈或不愈。均不可量。況既滿三日。當入于府而不在裏。或未入府。亦不在表。或在上。或在下。或在中。或在外。亦豈可定。且夫患病。既滿三日。比那未滿三日

此六七行皆就三日後未入府者而言

者表裡輕重又大不相侔故仲景預其已入于府者則可下故設大小承氣湯預其或未入府而尚在表者仍可汗故以麻桂柴葛等湯但既滿三日尚未入府其邪在上如咽喉腫痛立桔梗湯甘桔湯半夏湯苦酒湯其邪在中胸中痞硬則立大小陷胸湯諸瀉心湯腹痛而吐痢則有理中湯四逆湯小建中湯其邪在下而畜血則有桃花湯桃仁承氣湯抵當湯其邪在下而致挾熱痢故立葛根黃芩黃連湯桂枝人參湯白頭翁湯猪膚湯桃花湯其邪在中而有煩不

得臥。故立黃連阿膠湯。梔子豉湯。其邪在外。發爲黃疸。則立麻黃連翹赤小豆湯。梔子柏皮湯。濕熱在內。則立茵陳五苓散。茵陳湯。此等方症數十條。皆從經曰。既滿三日。已入于府者。九字而來。至于經云可下而已者。仲景曰。大病既滿三日。已入于府者。可下矣。但可下二字。仍當分辨。如可大下。則宜大承氣。可小下。則宜小承氣。可微和胃氣。則宜調胃承氣。其或宜用大承。先用試之以小承。或應下而不敢下。則用導法。或蜜煎導。或猪胆汁導。土瓜根導之類是也。其餘

用諸承氣是責在胃用脾約麻仁責在脾

脾燥乾澀宜脾約丸麻仁丸之類是也或宜急下或
宜緩下通由可下二字而生巧變化出來者且可下
之義不止邪熱入府為可下即如畜血亦為可下水
飲停滯亦為可下大便謂可下小便亦謂可下如桃
仁承氣湯抵當湯是血可下者大陷胸湯大陷胸丸
是熱可下者十棗湯是停水可下三物白散是實寒
可下大便可下宜承氣小便可下謂五苓設使可下
而過于下未可下而誤于下下後挾熱痢下後痢不
止下後亡其陰下後寒其胃一一有症一一有方如

誤下成結胸專立大小陷胸湯陷胸丸下後挾熱痢立葛根芩連湯桂枝人參湯白頭翁湯下後痢不止赤石脂禹餘糧湯桃花湯下後亡陰則有炙甘草湯下後寒中則有理中湯附子湯真武湯四逆湯是也至及可下而已可下而不已仲景莫不道及已上方症數十条非由經曰既滿三日已入于府者可下而已這三句一十三字中生化而來者歟又如經曰傷寒一日太陽受之仲景于太陽二字言出太陽一經之步位自頭至足倘受風寒所傷故見其應有之症

太陽症 治法

再將受之二字詳論出受之之形或受寒或受風或受熱或受之在表受之在裡受之在上受之在下受之輕受之重于是立症立方以治之如太陽受寒則用麻黄受風則用桂枝受熱則用陽旦湯麻杏石甘湯受之在表則用麻桂受之在裡（太陽水畜）則用五苓受之膀（太陽）胱之前（便溺閉）則用五苓受之膀胱之後（太陽蓄血）則用抵當受之在上則有瓜蒂散梔子豉等以吐之受之在下則用五苓十棗抵當桃仁等以利之受之在中則用諸瀉心湯以解之至于誤治而變症或結胸或痞滿或亡陽

或其氣上衝凡有其症必預有其方此太陽一經之內仲景所言方症均從太陽受之四字而出者經曰二日陽明受之仲景亦必先論明陽明一經步位應有之症次言陽明受之之形凡陽明一經所病皆熱外夾者是從太陽鬱熱傳入內生者是由少陰鬱熱傳出陽明從無初受風寒之例即有風寒之症乃係太陽未罷之風寒耳非陽明之正病也正病者有太陽陽明少陽陽明正陽明之別（脾約大便難胃家實）仲景立葛根湯是治陽明之經症仍夾太陽未罷之故如葛根湯全係太

陽之藥可知仍係太陽之表邪傳來而未罷者也立諸承氣湯白虎湯是治陽明之府經即爲表府即爲裡故陽明有經府之分其受病與太陽自殊然亦有內外之別如在外者爲黃疸在內者爲乾枯爲痞滿實燥爲濕熱譫語潮熱大便閉結小便短赤大湯消水之類此乃陽明受之之症也故仲景立麻黃連喬赤小豆湯梔子柏皮湯治陽明受之在外者立白虎湯茵陳湯豬苓湯是治陽明受之在內者立人參白虎以潤燥立大承氣以治痞滿躁實立小承調胃以

少陽症
陽明少陽
俱有痞滿
太陽誤治
亦有痞滿

治潮譫閉結立豬苓以治渴立麻仁以治燥此一經之方症數十条皆從陽明受之四字而來也又經曰三日少陽受之四字仲景將少陽一經受病應有之症逐一指陳如受之在上則見目眩耳聾口苦喜嘔受之在中則有痞滿脇痛受之在下則見腹滿下痢受之在表則見寒熱往來受之在裡則見驚悸嘔惡或痰或咳仲景立小柴胡一方統治諸症隨症加減緣此經係在半表半裡凡汗吐下皆在所禁止以和解之法以通治之然亦不能執定古板治法仍要隨

治法

陽明症乃有潮熱譫語便硬

太陰症治法

太陽表邪方盛而誤下之於是陽邪乘虛

入變通尙有表裡之分如表盛惡寒有用桂枝柴胡（兼太陽）干羌湯柴胡桂枝湯亦爲汗法也如裡熱盛極潮熱（兼陽明）譫語便硬有用大柴胡湯柴胡加芒硝湯亦爲下法者是仲景又係論人圓活變通者也此從少陽受之四字來者也經曰四日太陰受之太陰之脉自足上腹至于嗌乃純陰之藏寒症獨多而熱症甚少此經受病在上則吐受之在下則痢受之在中吐而且痢以及腹滿脹痛故仲景立理中湯爲太陰寒症統治之劑太陽症醫誤下之傳入太陰者是爲陽邪故立

入陷所以見腹滿脹痛之病少陽症亦有腹滿嘔惡

此桂枝加芍藥湯加大黃湯是治陽邪腹滿脹痛者立理中丸四逆湯輩是治陰邪腹痛自利不渴者至于寒格則立干姜芩連人參湯腹滿嘔惡則立朴姜半草人參湯此經本病止有數条若是太陰症或見發熱或見身痛是爲標病仍以桂枝湯先解其表後用四逆湯以溫其裡可知太陰一經亦有陰陽表裡之分此上方症之論仲景是從太陰受之四字而來也經曰五日少陰受之少陰之藏陰極陽生水火之藏有寒有熱有內真寒外現假熱有名曰亡陽有名

少陰症

陰盛格陽皆此經之症也。其經自足上腹。上抵咽喉。受病在上。口燥咽乾。咽喉腫痛。受病在下。則有瀉痢。膿血清水。受病在中。則有腹痛煩燥。不得眠。或時時欲寐。然有陰陽迥異。仲景倫方。寒熱不等。如受病在上。咽喉腫痛。陽症△則有甘桔湯。寒症△則有半夏湯。苦酒湯。寒症下痢。完谷不化。則有四逆湯。附子湯。熱症△則有猪膚湯。便膿血則有桃花湯。下利純清水△則以承氣湯。心煩不得卧。則有黃連阿膠湯。發熱欲寐。則有麻黃附子細辛湯。發熱脉微△則以四逆湯。陽症發

厥陰症

少陰亦有腹痛煩燥陽明症亦有消渴治法

厥止以四逆散陰症發厥則以四逆湯此經陰陽莫測仲景詳治之皆從少陰受之四字來也經曰六日厥陰受之厥陰之藏陰陽夾雜其脉自足上腹環繞陰器上繫舌根而循喉嚨受病在上者則有舌捲有（少陰亦有此症）咽痛受病在下者則有下痢血膿陰囊或縮受病在中者其或腹痛或煩燥或吐蚘或乾嘔或消渴夾雜之症最多陰陽淆混仲景厥陰立方不過數条治寒者吳茱萸湯治熱者則有白頭翁寒厥則以四逆湯當歸四逆湯熱厥則以四逆散大承氣湯至于寒厥

以下論陰陽合病治

熱厥毫厘千里。仲景亦言之再三。隨人以通變。及有藏厥蚘厥之名。所立烏梅丸方。寒熱夾雜之藥。專治寒熱夾雜之症。知通變者。于熱症則減少熱藥。于寒症則減少寒藥。仲景又于此經預人核辨陰陽之条。如蚘厥乾嘔。熱氣衝胸。喉痺口糜。下便膿血。消渴飢不欲食。此為陽也。如膚冷寒中。藏厥除中。下痢躁厥頭疼。此為陰類。此治法皆從厥陰受之四字來也。吾想內經所說六經傳經。止說六字。仲景將此六字必推詳透徹如此。仲景仍復據理推測。合病併病陽

與陽合陰與陰合又陽與陰合如此等条不可勝數

仲景有明言者有不明言者又在讀者之善會而已

如明言者太陽與陽明合病所立葛根湯葛根加半

夏湯太陽與少陽合病所立黄芩湯黄芩加半夏生

姜湯三陽合病所立白虎承氣等湯各論是也至陰

與陰合仲景而未言明者如厥陰應厥少陰應利倘

厥而且痢是少陰合厥陰也太陰應有吐痢而無厥

倘吐利而兼厥是太陰合厥陰也豈非陰與陰合歟

仲景所設三陰名下之方如少陰例用附子湯厥陰

上言先以桂枝此言先以四逆大都標本攸分

側用當歸四逆以及吳茱萸太陰側以理中至于四逆湯三陰皆用然則三陰合病當用四逆湯矣又如少陰合太陽則麻黃附子細辛湯太陽合少陰則四逆湯太陰合太陽先以四逆湯溫裡後用桂枝湯攻表是也少陽合厥陰則以四逆散陽明合太陰則以大承氣其餘太陽轉入太陰則有桂枝加芍藥湯桂枝加大黃湯等条皆陽與陰合者也論內凡言先以四逆後以桂枝數症亦皆為陰陽相合者也仲景又再推及溫症暑症痓濕霍亂等症是皆傷寒同類亦

以下論溫暑諸雜症皆屬傷寒之類

皆列入論中。千古以來。誤認經旨。以此等症。意爲類乎傷寒。而皆不知爲傷寒之類者也。仲景論中有曰太陽中暍。有曰太陽病痙。有曰太陽病濕。是爲傷寒之名。有用人參白虎湯。有用四逆湯理中湯猪苓湯。是皆傷寒之方。此等症候。又入傷寒之書。焉得而非傷寒之類乎。但治不同。在人分辨而已。論內所立壞症方症十餘条。或用麻黃升麻湯柴胡加龍骨牡礪湯桂枝加桂湯等。皆爲三陽誤治。留連日久。猶在三陽之症者。以上一切方症之論。總不外乎傷寒。亦總

凡讀仲景論必要識得所以立論處乃爲善讀

不外乎六經之病亦總不外乎風寒熱三者所生之
症者也然仲景止從內經七十四字而生化出來者
嗟乎非有內經斷不能以七十四字使人生出三百
九十餘論非有仲景亦不能以七十四字而生出三
百九十餘論者且三百九十餘論非僅湊數之論也
一言半字仍可以爲後人之格言尊爲宗旨者也後
人止知讀仲景傷寒論而不知讀仲景所以立論者
苟知仲景以經之七十四字爲傷寒之軀殼以風寒
熱爲傷寒之筋骨以陰陽表裡爲血脈變化是善讀

仲景之書而亦能窮傷寒之理吾作此論是欲學者善讀仲景云爾

此篇先將仲景傷寒溶成一篇隨后逐節排開隨手可指了無剩義皆從仲景心意中表白出來熟讀此篇勝讀仲景原文

千百年來論仲景註仲景何曾有從仲景未落筆時之心意描寫出來如此之詳明者八行坊王少漁

辨証字碑

辨傷寒

乂傷寒症治總論

傷寒急病也。見病即治。切勿延遲。須當慮其傳變也。但風寒傷人。必從太陽一經起。首因太陽經脉派于皮膚。風寒一入于皮膚。則太陽之脉即受傷矣。然初傷之際。不能辨其風也寒也。必須有病可証。故謂之、、、、、証也。夫風屬陽。凡陽藏之人多招之。寒屬陰。凡陰藏之人亦多招之。如初病之日。畏寒振戰。身骨俱痛。耳中响動。微微發熱、身燥無汗。開口臭。惡食不知味。身軀軟重。不能起床。面色青憏。其勢凶暴。此正傷寒也。

辨中風

傷寒合三陰中風傳留三陽是合從其類之義

必須麻黃湯大劑急服。不效再服。須于一日夜內見有汗出而愈乃止。如果二三劑不效。其病必重危而險矣。又如初病之日。頭痛項強。面紅大熱。不甚畏寒、但最畏風。猶能行動。胃口不變。猶能飲食。身潤有汗、此名中風。受風所傷者也。止宜桂枝湯大劑溫服。一日三劑。務須身涼爲效。但中風之病。較輕于傷寒者。惟傷寒屬陰。凡傳經者。多合于三陰之症。中風屬陽。倘有傳經。多在三陽之內。留連且多入陽明胃府之症。夫治傷寒之要訣。初病之日。須分傷寒、中風認定

論治法

辨陰陽

讀熟此節臨症自有得心應手之妙

論表裡

表裡辨定陰陽。惟此六項。缺一不可。凡謂太陽則分風寒。凡謂表症則分表裡。凡謂三陰則辨陰陽。如吾所編六經陰陽表裡各訣。務須讀熟。自能分辨証候表裡陰陽治法者矣。凡辨三陽症最要緊者。身熱有汗脉浮也。凡辨三陰症最要緊者。身凉無汗脉沉也。辨表症則以身熱惡寒不渴脉浮。辨裡症則以身熱汗出惡熱發渴脉沉而實。又如表症即係太陽經訣之症。又如裡症即係陽明經訣之症也。如謂陽症即係陽症訣內之症。如謂陰症即係陰症訣內之症也。

論太陽什症

論少陰什症

陰陽治法

但表症以發表或解肌或和解等法治之裡症則以清火或攻下等法治之至於三陽之症惟太陽一經症候獨多有傷寒有中風有合少陽有合陽明有合三陰有風寒兼病表裡兼病夾食夾飲夾痰夾血有漏汗有停飲有畜血凡傷寒論內誤治之病屬于太陽之症居多至于三陰之經惟少陰一經症候獨多因此經陰盡陽生有陰有陽有水有火與太陽爲表裡有合太陽而爲陰陽兩感有合厥陰太陰而爲三陰合病又有眞寒假熱假寒眞熱惟此經有之如陰

論陽明

誤表有痛汗過表有脾約漏汗是表虛屬太陽固表可也脾約是裡竭乃太陽

盛格陽。即此經之症也凡治三陰之症屬陽以清火屬陰以溫經。以上所論乃約言陰陽表裡者至于各經論症論治仍當分辨如太陽一經既以論之在先矣如陽明者又陽中之陽決無陰症之病凡陽明之症例以發熱汗出不惡寒而惡熱爲正病者也仲景有太陽陽明謂發表過度亡其津液而爲脾約之症者宜用脾約丸有少陽陽明謂太陽之邪既到少陽而誤汗傷津傳入陽明宜用小承氣有正陽陽明謂胃府實者宜大承氣湯設使由太陽傳經而來者止見目疼鼻乾不眠身熱猶為陽明經病止宜白虎加葛根湯倘仍畏寒無汗脉浮是從太陽傷寒傳來表症未除宜用葛根湯以發汗若有汗畏寒身熱者是由太陽中風傳來表症未除宜用桂枝加葛根湯故此經有太陽陽明少陽陽明正陽陽明又有經症府症之分凡陽藏之人多有陽明府症不可不知於陽明症訣之內對核可也至于少陽一經處于表裡之間仲景治少陽之法以小柴胡為少陽總治之劑表裡居半之藥也如生羌柴胡表藥也而重用黃芩清

裡藥也設偏于表者則加桂枝爲有惡寒之表故也
偏于裡者則加大黃或芒硝爲有潮熱便硬之裡故
也世人多以爲半寒半熱爲少陽和解之劑則誤矣
少陽之症以口苦目赤耳聾喜嘔寒熱往來爲正病
然而諸証未必得有全見但有一二証見即是少陽
症矣但宜小柴胡湯看症加減可也惟少陽傳經多
傳厥陰因少陽與厥陰臟腑相連故也設傳太陰多
係木土相尅其症多凶但未多見傳及少陰者仲景
于少陽之經有汗下之戒然偏于表者加桂枝非汗

論合併

傳經陰陽

而何偏于裡者加硝黄非下而何此乃示人員活者
至于合併之病當于合併訣內查之巳上醫治三陽
之例者仍于三陽証訣讀熟則三陽証治盡于此矣
至于三陰之例先由三陽傳經而來五六日以外病
者定是陽症初病一二日內即見陰症者必屬陰寒
陰病者或屬陰陽兩感者故謂三陰之症首辨陰陽
原陰陽之分毫厘千里最易誤人凡傷寒之病入于
陰經之症不拘陰陽皆能傷人者也惟陽症死人稍
緩陰症死人則速陽明府証能死最多惟太陽少陽

論傳經次第

二經未有死症但恐太陽誤治亦有誤汗亡陽誤下結胸之禍而已內經傷寒傳經次第自太陽而陽明至于少陽以及太陰少陰厥陰此乃輪經之次第者然亦不足以爲定例如自陽經傳來莫謂必由太陰而至厥陰也或先傳少陰厥陰亦不可定然自太陽傳來多傳少陰自陽明傳來多傳太陰少陽傳來多入厥陰從不見有太陽起而終厥陰止全照經內六經次第之數者或一二日一經或病一二經而不傳或病陽而不病陰或竟病陰而不病陽然從三陽起

論太陰

吐瀉是裡寒發熱身痛是表熱治宜先溫後表

痞滿实躁是陽明府

首必是從太陽爲先若陰症初病某經起首則未有可定是以從三陽傳經而入三陰者亦未可定其傳于某經也但當熟讀三陰証訣各經各証先有繩式見証治証便是設如吐瀉不渴乃太陰寒症也如兼發熱身痛又下痢脉沉微乃太陽合太陰表熱裡寒之症也如腹滿脹實大便硬乃陽明傳來太陰之陽症也又吐痢不渴本是太陰正病謂其藏本屬純陰之故設又手足發厥是太陰合厥陰之陰症也用四逆湯或理中湯太陰陽邪痞滿實躁則用大承氣湯

証乃由太
陰辭熱傳
出故名太
陰陽邪

論少陰

若太陰合太陽裡寒表熱者先以四逆湯温裡之寒
後以桂枝湯解表之熱倘表症未除裡症又急則先
以桂枝解表後以承氣攻裡此乃太陰經陰陽証治
之大法如此當于太陰訣内詳之若夫少陰之証以
欲寐身冷脈微欲絶爲少陰正病者仍有陰陽之分
也當于少陰訣内細細查核可也至于厥陰一經陰
陽混雜最難辨別且又少陰合病更多必須讀少陰
症訣辨論陰陽方可然少陰之陽症宜清火潤燥者
如黄連阿膠湯猪膚湯炙甘草湯是也宜温經者如

（表未除指太陽裡又急指）
（當府亦是太陰辭熱所致）

論厥陰

脉沉細中分辨陰陽

附子湯通脉湯是也與太陽表裡合病者如麻黃附子細辛湯如火盛須清者人參白虎湯陽邪極盛者大承氣湯厥陰之陽症宜清熱者有四逆散白頭翁湯陰陽混雜者有烏梅丸寒極發厥者有四逆湯當歸四逆湯熱極發厥者大承氣四逆散是以三陰之內必要分辨陰陽為要務也但陰經之陰症易分惟陰經之陽症最難認如陰經之症不拘陰陽其脉皆沉其身皆涼而不熱所分者脉沉細中分其遲弱與無神者為陰數而實者為陽故首以辨脉為總又以

要論診宜留心三陰乃分三陰中陰陽

大便硬小便赤喜冷大渴消渴爲陽下痢惡寒不渴小便白者爲陰但以予之陰訣陽訣所言症以質之足以辨認矣以上三陰証治學者不可忽也大槩傷寒六經之症內三陰之症危于三陽三陰之辨亦難于三陽也可怪今世之醫多宗景岳景岳之傷寒全不論及三陰治法乃景岳敢謂之傷寒之書即其書有三陽治法亦不過曰表治裡治半表裡治亦何得槩以此治傷寒哉吾故謂今世精醫傷寒者甚少凡宗景岳者其誤治傷寒者必多予今論此六經証治

首重表裡陰陽得其大法。自不慮傷寒治法之多端。故將吾方証二卷熟讀。自見得傷寒正法之是。再看予引正論一卷。又見得近日俗醫所治傷寒之非也。

夫仲景傷寒論。自後漢至晉。莫不奉為準繩。及至唐世醫學卑淺。流至宋元。竟失傷寒正治。皆以內傷之小劑。治傷寒之重病。但其時劑數雖小。猶謂以外感之藥。治外感也。及自明末至今。竟以內傷之藥治傷寒。不亦怪乎。世之受害者猶不省覺。不更怪乎。予不惜口過。謗譏前人者。實欲警醒後學者也。大凡医治

計日

傷寒固不可拘定日期見症治症爲是但有亦須計日者如病四五日以前多屬三陽之症如病過五六日以外者多有入于三陰或入于陽明府症者設使初病身熱必是太陽之經初病不熱多是少陰之經又初病之日身熱惡寒而脉浮例爲太陽之症矣設使身熱惡寒其脉沉細名爲陽症陰脉乃太陽合少陰兩感之病矣其病重而急也又初病之日身凉惡寒其脉浮緊者太陽傷寒也設使身凉惡寒其脉沉細或遲者少陰之陰症也此乃初病分辨陰陽要訣

也。至于五六日以外，身熱有汗，惡熱，發渴，是爲三陽裡症，即陽明府証是也。設使身熱惡寒，不渴，仍爲三陽表症是也。亦不能拘定日數多少，以分表裡也。設五六日以外，身不發熱，無汗，脉沉，是爲三陰之症矣。但分脉沉而數，發渴者，爲陰經之陽症，治宜清火。設使脉沉而遲，不渴者，是爲陰經之陰症，治宜温經。大約亦須要知計日者可也。

乜四時受病傷寒不同

夫一歲之中。天地之氣。陰陽消長。四時之內。寒暑相更。人與天地同氣。受病自殊。不可不辨。如冬之令陰極陽生。在卦為復。一陽初生。天氣雖寒。地氣則溫。藏府常熱。食冷物而易化。口吐氣而成烟。此其驗也。故人身外則畏寒。腹內則有熱。皮膚閉密。寒不易傷。如傷于寒。初在皮膚之間。不能擅入。何也。身內之陽氣阻之。寒邪不能入也。勢必流于肌肉。鬱而為熱。始為傳經之熱病也。內經曰。人之傷于寒而為熱病也。蓋指此也。如春之令。在卦為泰。化生萬物。草木萌動。人身之內。陽氣洋溢。滂然發泄。故有發陳之名。倘傷風寒。引動內熱。氣乘之而出。以故卽病卽熱。不待鬱而後為熱也。經曰。人之傷于寒。而為熱病也。既可指冬。亦可指春也。自冬初而至春末。陽居身內。設為風寒所傷。或鬱而後熱。或引之而卽熱。均傷風寒。均可致熱者也。或曰。冬時陽氣居內。春時陽氣亦居內。冬月感風寒。可以發熱。春月感風寒。亦可發熱。但冬初感風寒。冬不發渴。春月感風寒。卽時發渴。何也予曰冬月陽氣初生未曾欲發風寒之熱未入陽明則不渴春月陽氣既盛時時欲發風寒初來引動內熱內熱出至陽明則發渴矣而發熱則同吾故曰冬春二季其病多熱也又如夏季六陽既亢五月姤卦滿盤陽氣下伏一陰天氣雖炎地氣則冷人身之內陽氣發泄外雖惡熱內則畏寒皮膚疏洩風寒易侵苟爲風寒所侵身外之陽氣或有不支則寒邪可能直入而與內陰相搏多成三陰之陰症矣吾謂自夏至秋陰氣居於人身之內倘或外傷於寒斷不能如冬春而

分得細微
有學有識

變成傳經之熱病者何也冬春內熱故能變熱夏秋
內寒故能變寒或曰夏秋豈無初感風寒而變熱者
予曰感風則變熱感寒則不變熱何辨也風屬陽故
變熱寒屬陰則不變熱也至於秋令在卦為否陰陽
相半天氣則純熱地氣則純寒人身之內則寒人身
之外則熱陽入則病熱陰出則病寒秋季之間多病
寒熱往來如瘧或痢疾或霍亂陰陽混雜寒熱夾雜
之病獨多雖然四季之氣天地與人大槩相同故其
感病變更理應如此然有非其時而有其氣亦不可

料。但當見症定名。是爲活法。否則執定古板。亦不可以爲醫。

上傷寒傳手

人知傷寒傳足而不傳手。以爲仲景未言手經。即不傳手也。即後人均知有傳手之理。而不能指出傳手經之驗也。以予思之。初病之日。即有手經之症。仲景不暇明言耳。如太陽中風。則單及於肺。太陽傷寒。則肺與小腸皆有見症者。如皮毛與肺合。風寒入於皮毛。然後入于太陽之脉。可知矣。太陽有病。肺亦有病。亦可知矣。如頭痛、項強、腰脊疼、肩膊痠、此足太陽之症。人人知之矣。如惡寒、汗出、喘咳、呵欠、心煩、尿色赤、此手太陰肺經之症人多忽之矣倘太陽傷寒必波及于小腸人更易忽矣夫人之經脉有營衛之分營行脉中衛行脉外仲景固已言明但營主血而屬陰衛主氣而屬陽是以風則傷衛衛傷則必及於肺家氣分故有肺家之症寒則傷營營傷則必及于小腸之血分矣況膀胱為足太陽小腸為手太陽互相連接是則痛癢相關矣如太陽病初起之日必見耳中鳴响如鳴鉦擊鐵于蟬蔦蜉之聲此小腸之症也小腸之支脉入于耳故也又有口氣苦惡如有烟火之

皆從人身經絡上看出來是特出見解者

味留口頰變食物見苦而不知味此因小腸之脈上循咽嗌下膈抵胃故又見如是之症者矣此即足太陽一經而有波及于手太陽二經可見足陽明當有及手陽明足少陽而及于手少陽亦勢所必然者矣人但測度足經而不憶及手經耳況仲景亦無明文誰及思之即使仲景雖有明文近日之醫習仲景者既少習經脈者更少知足經而不知手經者亦分內事也

此篇未經人道獨出心裁誠千古特識　于少漁評

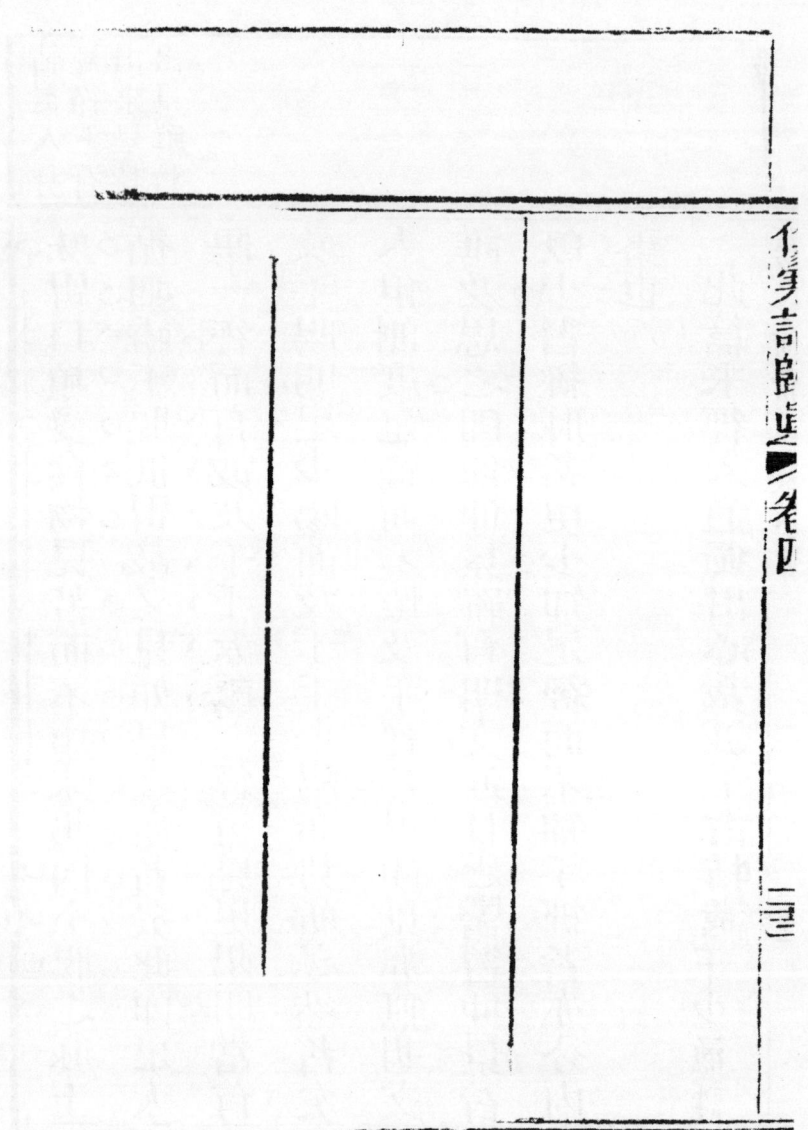

六陽藏者有傳經陰藏者有直中

人之藏氣有素偏于陰有素偏于陽者。然陽藏多熱症。陰藏多陰寒。陽藏者患傷寒。則必有傳經而無直中。陰藏者患傷寒。則不傳經而有直中之陰症。夫陽藏之人。三陽之火同旺。即三陰之火亦炎。風邪來。風屬陽。風火相搏。易成傳經。不待言矣。雖寒邪來。寒屬陰。入其陽經。陽火阻鬱。欲進不得。欲出不能。愈鬱愈熱。勢亦必致傳經而入于三陰。而為陽邪之陽症矣。故曰陽藏者患傷寒。則傳經而無直中之事矣。夫陰藏者不獨三陰○陰寒凜凜○即三陽之火亦常衰微○風邪來○風屬陽○與三陽之微火相搏○雖熱亦無大熱○必不得入于三陰之界○而為傳經陽邪○比之星星之火○斷不能煎沸滔滔之水也○設寒邪來○寒屬陰○入于皮膚○三陽微火不能抗衡○勢必獻關而任其直入○而必成直中之陰症矣○故曰、陰藏者患傷寒○不成傳經陽邪○而必成直中者也○或曰、陽藏無寒病○陰藏無熱病○信乎○予曰、小寒小熱則有○大寒大熱則無矣○設陽藏患寒症○其藏氣早已變寒○如飲食過度○陽氣乍衰○寒

邪始能傷之也。陰藏患陽症。其藏氣早已變熱。如憂
勞酒色。火從內生。始能成其熱也。若昨日陽藏。今日
所患陰寒。今日陰藏。明日即患陽症。無理矣。學者診
病須先察其平日藏氣爲着緊。

彡傳變辨

或曰、三陽傷寒。傳入三陰。則隨入藏氣而變。藏氣寒。則傳來之邪。變而爲寒。藏氣熱。則傳來之邪。變而爲熱。此乃陰陽從化之理。仲景論內有先溫其裡後攻其表之文、是乃由陽經而傳陰經。變陰者。足可爲據。又或有曰、傷寒者。寒變爲熱。愈變愈熱。愈傳愈深。是以傷寒止有陽邪傳入三陰。而爲陽症。未聞有陽邪而傳入三陰。而爲陰症者。論內先溫後表。專爲兩感而言。卽附子四逆諸条。或爲陰寒而設。或爲誤下寒中而言。仲景原欲人知三陰之中。原有此等症候。此等症候。反爲直正傷寒論內本應標列陰陽並舉使人知其毫厘千里欲人留心考較之意。並非說係初由三陽傳來之文焉得指爲傳變之論哉以愚忖之。謂無陽變陰之說爲理。據內經曰人之於傷寒而爲熱病也。既滿三日已入於府者可下而已。然則傷寒乃熱病也傳入三陰皆熱病也已轉入府皆可下也。亦皆可謂陽症陽邪也。倘有傳變陰陽未定聖經决無槩曰可下云者。以內經質之。是無陽邪傳入陰經變爲陰症之例矣。再度以陽變陰之理，尚有可疑。夫陽邪比之火也，人之藏屬陽，比之火藏也。設火投火中，自然加熾加旺，可不必言。惟以火投水中，止見煎沸，其水煎涸。其水設或原水過多，所投之火太少，反能致滅。傳來之火是矣。斷不能使火變水，使水加多加旺之理。是則火不可以變水，陽邪不能變陰邪矣。或曰：五行化生，如戊癸化火，火極成水，或陰可變陽乎？子曰：不然。此必本來之火旺極而化水者也。如內真寒外假熱，內真熱外假寒，謂極則變之故，豈謂旦

壞症亦有陽忽變陰者與傳變之症不同

屬火而又屬水昨日爲陽今日即爲陰之比耶至于論內先溫後表內寒外熱是皆初病即然同時而病者有之初病太陽即時而傳入少陰者有之仍爲內外兼病同時兩感之例算不得傳遍三陽四日之後始得遍三陰者比如果三日以後傳遍三陽始入三陰之經則爲三陰之陽症若已入府則誠如內經所言已滿三日既入于府者可下而已之陽症矣決無變陰者矣假使醫壞病發陽忽變陰亦爲脫陽死症亦非傳變之比矣愚故曰素偏陰藏者決無陽邪傳

次陰中亦從無陽變陰之事

傷寒論歸真

五卷傷寒引正下

初學入門二十六訣

傷寒引正下

傷寒八門二十六訣

一 病因

傷寒外感從外來。風寒生火即三災。
邪在表間漏散治。入裡陽明作熱驅。
內火外風是陽症。陰症偏尋寒藏推。
陽藏逢傳多入府。陰藏若傳兩感居。
傷寒因病再招病。春夏秋冬不必拘。
但分表裡急拘逐。莫待傳經不測來。

夫曰傷寒曰外感總因風寒由外而來雖有三百九十餘症之名然止因風寒變火三字之病風寒在表作爲寒邪例應溫散之藥以發表倘風寒之邪傳入陽明之裡即作熱作火例應清之下之矣凡人本有鬱火于內易招風寒于外而成傷寒者是爲陽症若素來寒藏外感寒邪即爲陰寒之症者倘陽藏之人傷寒若有傳經多有入府可下之症陰藏之人傷寒設有傳經亦不過即傳于陰而成兩感之病而已斷無陽邪入府可下之例者矣

陶節菴謂春夏秋三時之病總名外感。不算真正傷寒。此乃一偏之見耳。因傷寒之病。初因有病在內。復招風寒於外始病也。如先有鬱火。或有鬱寒。皆可致病者。但視其邪在表在裡。急急驅逐。均勿留連。待其傳變。而成不測可也。

リ〇經絡起止

三陽俱從頭項落。陽明由面身前泊。

少陽繞耳側身行。太陽項額夾腰脊。

陽脉從頭至脚終。三陰從脚上腹作。

風寒入人經絡傷。循行到處痛而惡。

三陽者、太陽陽明少陽也。三陽之經絡、俱係從頭起、至脚趾而止。所分者、陽明之經、自頭角向面而下。行身之前。少陽之經、起於目外眥、繞耳透耳底。落項行身之側。太陽之經、起於目之內眥、上額至

項向後落頸循腰脊行身之背所謂三陽俱從頭
項落身至脚也至于太陰少陰厥陰謂之三陰這
三陰之經俱係自脚趾而起上腹而止凡人一身
爲三陰三陽經脉封蓋倘爲風寒所侵則經絡受
傷某經受病則某經之脉絡所到之處皆痛惡不
能如常之柔和順適者矣此条揔言六經之起止
者各經各症另列下

一傳經次第

初起太陽及少陽　傳入太陰少厥鄉

陰若傳陽厥及少　太陰自向陽明而
少陰定必太陽出　陰病傳陽是吉祥
傷寒初起傳經重　既傳入陰望轉陽

傷寒之病必初病于太陽至若傳經則自太陽而傳陽明自陽明而傳少陽此傳經三陽之次第也再若傳入三陰則由太陰傳少陰至終于厥陰此傳陰經之次第也總之傷寒有從陽傳陰亦有從陰傳陽但從陰傳陽必從本經之府而傳者如厥陰以少陽為府太陰以陽明為府少陰以太陽為

病設使厥陰傳陽必傳少陽。太陰必傳陽明少陰必傳太陽此為陰經傳陽之定例也。但凡傷寒例起。不傳經則輕。若傳則重。至若既傳入陰。須要望其復傳回陽。從陽傳陰則重。而凶。從陰傳陽。則輕。是退病之機故也。內經曰。傷寒一日。太陽受之。二日陽明受之。三日少陽受之。三日三陽為盡。四日太陰受之。五日少陰受之。六日厥陰受之。六日三陽三陰為盡。此雖大畧言之。幾曾見有六日。而傳遍三陽三陰之事。其間病一二日而愈。或六七日。

亦不傳入于陰而不愈。不可不知。

又傷寒總脉

傷寒脉必緊或數。緊實數熱天淵各。

陰脉細遲沉緊微。三陽脉必浮洪數。

表裡須問脉浮沉。脉靜身凉病不惡。

未汗身熱應浮洪。汗後須防緊數樣。

太陽浮脉少陽弦。陽明長大關中博。

太陰沉緩少沉微。厥陰沉細須當學。

傷寒病亦病傷寒脉亦脉也。非有異樣。傷寒病須分表裏陰陽傷寒脈亦分表裏陰陽脈症相配其病易治脈症相反其病難醫如陽症陽脈謂之相配陽症陰脈或陰症陽脈謂之相反然而陽症陰脈多凶陰症陽脈多吉何謂陽脈如浮洪數大實長滑促等脈是也何謂陰脈如沉細微遲小虛短濇結代等脈是也至于傷寒初病之日其脈浮緊浮數居多然緊數二脈相似但緊屬寒數屬熱相去天淵須當辨認其餘浮為表脈沉為裡脈凡病得遲脈靜身凉可保平安若初病未經發汗其身

熱者。其脉應該浮洪。此爲陽症陽脉。倘身熱之病。已經發汗。自應脉靜身涼。設或脉仍不静。而且倘見緊數之脉。其病未曾退也。慮其傳經有變。如太陽陽明少陽。這三陽之病。皆爲陽病。皆要陽脉爲合。但凡太陽之脉必浮。因太陽爲表症。浮爲表脉故也。所分者浮緊則爲傷寒。浮緩則爲中風。浮數則爲表熱。倘或沉脉。即爲相反矣。陽明之脉必長。陽明乃胃府之經。故於關脉獨長獨大爲合。然或病已入府。則有沉實有力之脉。亦爲陽症陽脉可下之症。少陽之脉必弦。不浮不沉是爲半表半裡之脉症者。學者必要細心體認。

太陰之經。乃純陰之藏。其脉應該沉緩之脉爲合。

少陰之經。乃陰極之藏。其脉應該沉微爲合。

厥陰之脉沉細。總之三陰之藏屬陰。故三陰之脉應沉。或見脉浮。是爲由藏出府。由陰轉陽。不可定也。但凡三陰之病。脉見浮洪數大滑實。各等陽脉爲吉。所謂陰症陽脉。其病易治者也。所慮者陽症而見陰脉耳。何也。陽病者邪盛之病也。陰脉者元

氣虛衰之脉也元氣既虛何能當其邪盛之症

太陽經症訣

太陽惡風發熱煩　頭項强痛骨節疼
手足作冷氣喘嘔　有汗無汗分風寒
有汗浮緩桂枝解　無汗浮緊麻黄安

太陽症者乃太陽一經之脉絡為風寒所傷則有如是之病症也症者為證據之証一定不易之謂也此經之脉絡起自兩目之內背上頂往後落頸項循腰夾脊手足骨節蓋遍周身凡風寒侵入其

論明揔症
必有如此

論風寒不
同

分中風

經必先受病。因此經所到之步位獨多之故。倘或此經受病。則有惡畏風寒。周身發熱。心腹煩躁。頭顱疼痛。頸項強勁。四肢骨節疼痛。氣粗鼻鳴似喘。乾嘔等症見之矣。然有傷寒中風之別。傷于寒。則爲傷寒。傷于風。則名中風。以上等症。傷寒有之。中風亦有之。所辨者。其脉浮緩。身有汗出。手足熱。是爲中風。其脉浮緊。身無汗出。手足作冷。是爲傷寒。但此經以有汗無汗辨症之大關頭。不可不察也。

夫中風何以脉浮緩而有汗。傷寒何以脉浮緊而

分傷寒、

無汗此中陰陽各別也夫風屬陽衛亦屬陽風之陽邪入于衛之陽分故腠理為陽邪所蒸因致疎洩而致汗出且風性柔緩脉亦因之而緩治之之法宜以桂枝湯取其驅逐衛分之風邪實肌表之腠理而止汗者夫寒屬陰營亦屬陰寒邪入于營之陰分玄府閉密汗故不得出寒性緊急脉亦因之而緊急治之之法宜以麻黃湯取其勇悍以開閉密之肌膚而使汗得出者或問何以惡風寒曰因受風寒凌虐如傷食惡食傷酒惡酒有所傷故

問惡風寒
問發熱
問頭身痛
問手足冷

有所惡也何以發熱曰因經脉受于風寒所傷變而爲熱熱蒸肌肉故發熱也何以頭痛項强腰脊骨節四肢筋骨皆見疼痛曰此因太陽一經之脉蓋遍周身此經之脉旣傷所到之處皆痛也何以手足自冷曰邪熱壅閉中州不能達于四肢故自冷若邪熱旣達于四肢則又見大熱矣何以煩躁喘嘔曰肺合皮毛風邪能入皮毛卽能入于肺部故有氣粗似喘胸爲氣壅邪入氣分則胸中煩躁而作嘔惡矣以上等症太陽一經皆有之症然或

全見或不全見但有見頭痛發熱即是爲太陽證
凡風寒傷人必先此經而入不拘四季皆同一律
所異者冬月皮膚閉密傷寒獨多三時皮膚疎洩
中風獨多冬月傷寒無汗無麻黃湯則不能發汗
三時中風有汗無桂枝湯亦不能止汗

太陽經應用之方列于後

太陽中風有汗者桂枝湯　夾熱者陽旦湯或桂枝加葛根湯

太陽傷寒無汗者麻黃湯　夾熱者麻黃杏仁甘

太陽表症宜汗不宜吐如反誤行吐者便見自汗出不惡寒反惡熱飢不欲食朝食暮吐欲食冷食欲近衣此爲轉屬陽明之表邪

太陽以心腹爲裡陽

草石羔湯

太陽寒風兩感、無汗、身痛、煩躁、脉浮緊者、大青龍湯、如見有汗、六脉微緩、則禁用

太陽風寒兩感夾風水者、小青龍湯　小便利便是、

太陽風寒如瘧、日二三度發、麻黃桂枝各半湯、太陽風多寒少、有微汗出者、桂枝二麻黃一湯、

太陽停飲、發渴、小便不利、脉浮、身熱者、五苓散、

太陽合少陽者、桂枝合柴胡湯、　若見嘔惡、往來

明以心腹爲表

寒熱、便是、

太陽合陽明者、桂枝合白虎湯、或葛根湯、或桂枝合葛根湯、

太陽合少陰者、麻黃附子細辛湯、發熱脉沉細、但欲寐、便是、

太陽轉入陽明府者、大承氣湯、譫語便硬、大渴、便是、

上陽明經症訣

陽明鼻乾不得眠。。。。發熱目疼不惡寒。。。。

陽明以一切熱症爲表惟以胃實爲裡陽明表症宜吐不宜汗下如反誤行汗下即見心中憒怵惕懊憹煩躁舌胎等症若仍在陽明之表仍宜梔

煩躁汗多便硬渴　潮熱滿實與狂譫
在經葛根桂枝葛　入府議下用三承

陽明經脉自頭維下循面目傍鼻透頞歷頸項行身之前此經受病則有鼻乾痛不得眠身發熱目眶疼不惡寒或反惡熱煩躁不安汗出而多大便硬結小便短赤大渴喜飲冷水或潮熱心下滿脹實狂妄譫語等症見矣此經尚有經府之分在經者如目疼鼻乾不得眠或無汗惡寒是也宜用葛根湯有汗者桂枝加葛根湯入府者謂入陽明胃

豉吐之

府如潮熱譫狂躁結大渴汗多之類內經曰已入于府者可下而已正謂此也輕者白虎湯重者大承氣湯

陽明經應用之方列后

陽明經症有汗不惡熱桂枝加葛根湯白虎湯人参白虎湯

陽明經症無汗惡寒乃太陽未罷者葛根湯

陽明府症發渴白虎湯又白虎加人参湯有汗惡寒發渴小便利桂枝合白虎湯或桂枝湯加石

羔知母黃芩。無汗惡寒而渴。小便利。麻杏石
甘湯。麻黃加石羔湯。

一少陽經症訣

少陽。口苦目眩赤。胸脇滿。嘔。往來熱。
耳聾。悸渴。腹中疼。咽乾。痞欬。小柴傑。

少陽經脉。起于目之外眥。環遶過耳。透耳底。循頰
車。項側而下。入缺盆。歷胸。貫脇。行身之側。此經受
病。則有口苦。目眩。目赤。胸滿。脇痛。善嘔。往來寒熱。
耳聾。驚悸。發渴。腹中疼痛。咽乾。痞滿。欬嗽等症見

也○此經素稱半表半裏○半陰半陽○有謂半表是太陽○半裏是太陰○有謂少陽主春○其氣半居地下○半居地上○有謂二陽三陰之間○吾謂尚未分晰明白者○若以時候計○則主春○是半近厥陰○半近太陽○若以傳經次第計○則由陽明而至少陽○少陽而至太陰○然則半近陽明○半近太陰也○若以部位計○則半表近太陽○半裏近陽明○吾故謂半表是指太陽○半裏是指陽明○何也○觀仲景所立方症推之○其謂少陽發熱○微惡寒○以小柴加桂枝○是加太陽半表藥

半表是太陽半裡是陽明尙未有入道過

也。又如心下急。鬱鬱微煩。潮熱未解。日晡潮熱。以大柴胡湯。此乃表裡之藥也。半裡之藥用大黃芒硝。豈非陽明之藥乎。倘謂半裡爲太陰。何可擅用大黃乎。又此經汗吐下三法皆禁者。因此經屬胆多氣少血。爲汗吐下三法。皆耗破津血。故禁之也。仲景雖禁。然亦有不禁者。如大柴胡湯是爲近於裡。亦用下法也。如柴胡桂枝干羌湯柴胡加桂枝湯。是爲近於表。亦用汗法也。豈非偏於表是兼太陽。可用汗。偏於裡是兼陽明。可用下。著宜此經有

寒熱往來是因半入陽明則熱半出太陽則寒語

謂半表指太陽半裡指陽明信不誣也

少陽經應用之方列于后

少陽經、一切症候皆用少柴胡湯、發熱微惡寒

者、柴胡桂枝湯、胸脥痞結柴胡桂枝干羌湯

少陽症內實者大柴胡湯、

少陽症、外熱內寒者、黃連湯、

六太陰經症訣

太陰腹滿痛吐食　自利不渴本藏寒

無熱無汗亦無厥。寒格吐逆。姜芩連。

身痛可用桂枝表。大實滿痛承氣先。

太陰者。純陰之藏。此經受病。陰多陽少。論內太陰篇所用承氣症候。亦是三陽之病。轉入胃府之症居多。非太陰之症有可用攻下之法者也。太陰之脉起自足之大指內側。上內踝。內腿內廉。上行至腹而止。故其經受病。則有腹滿腹痛吐食自利不渴之症。然此等皆屬寒症。惟傳經實邪。則有腹滿實痛而已。凡三陰之症。皆無發熱無汗出。而太陰

則無發厥手足常温若表症未除身体疼痛可用

枝湯陽邪傳來大滿大實者始用承氣湯若食入

即吐出名曰寒格可用干姜芩連人参湯、

太陰經應用之方列于后

太陰腹痛自利不渴嘔吐諸等寒症、皆宜理中湯

四逆湯、

陽邪腹滿實痛、桂枝大黄湯、大承氣湯、

濕痰嘔惡厚朴干姜半夏甘草人参湯、

寒格吐食干姜黄芩黄連人参湯、

身痛者桂枝湯、表症未除也

外熱者以桂枝湯、亦是表症

凡外熱內寒者先以四逆溫其裡、後以桂枝解其表、

又少陰經症訣

少陰脉細但欲寐。陰陽初病俱如此。

脉數口苦是爲陽。口和背寒陰所繫。

初病發熱爲兩感。三陽傳來作陽例。

乾渴咽痛腹滿嘔。躁煩悸厥兼吐利。

以上等症有陰陽　利清咽燥宜承氣
陰症真武附子湯　陽症白虎猪苓記
此經之脉起自足小指內側斜趨足心上循內踝越足脛上膊入腹歷抵咽喉此經受病則有沉微之脉但欲寐而不醒即爲少陰之症矣但有陰陽未定若脉雖沉細倘見數滑口苦是爲陽症若口和不苦其背惡寒其脉沉細遲微即爲陰症凡初病發熱脉沉欲寐此爲太陽夾少陰名爲兩感之例若在三陽起病四五日外始見脉細欲寐此爲

傳經之陽症也。至如口乾。發渴。咽喉腫痛。腹滿嘔吐。煩躁。驚悸。厥冷。吐利。此等雜症。陰陽俱有。須細參詳。但係下利純清水。咽喉乾燥。的是陽邪。急下之例。此經陰盡陽生。水火之藏。最危最急。狐疑遲緩。多致不救。辨別陰陽之法。備錄于后。

欲寐、陰症則時時昏迷、呼之雖應、隨應隨昏、

欲寐、陽症則但欲寐、隨喚隨省、不過面壁、喜靜、不欲言語而已、

脈沉細、陰症則微而遲、而濇、或細緊、

脉沉細陽症則數滑有力、

咽喉腫痛陰症則痛而不腫、

咽喉腫痛陽症痛而且腫或紅赤、

乾渴陰症則乾而不渴或渴飲水不能多不喜冷水、

乾渴陽症則乾而渴或消渴或喜飲冷水、

煩躁陰症則躁多煩少（內熱爲煩外熱爲躁煩是陽症躁是陰症）、

煩躁陽症則煩多躁少、

下利陰症則完谷不化或清稀或酸腐、

下利、陽症則純清水、火迫出其津液也或穢臭膠粘黃赤血痢

嘔吐、陰症則吐而聲微作悶、

嘔吐、陽症則嘔而聲响且多清水、

厥逆、陰症則厥甚、陽症則無厥、又厥甚則寒甚、厥微則寒微、

腹滿、陽症腹痛、是陰症、

自利、陽症則渴、小便短赤、

自利、陰症雖渴、小便長白、

少陰經應用之方列后

陰盛格陽、面赤、發熱、四逆湯、
陰邪盛、附子湯、
陰邪、下利、無脉、白通湯、
心悸、目眩、下利、真武湯、
心煩不卧、黄連阿膠湯、
腹痛、熱痢、桃花湯、
陽邪急下、大承氣湯、
咽痛、甘桔湯、半夏湯、
熱痢、腹滿、咽痛、豬膚湯、

發渴、猪苓湯

乾嘔、白通加尿胆湯、

少陰夾太陽、麻黃附子細辛湯、係發熱、脉沉細、但欲寐者是也

少陰夾厥陰、吐利、四逆湯、

發渴白虎湯、　猪苓湯、

十厥陰經症訣

厥陰脉微○陰陽厥○　陰陽夾雜不順接、

蚘厥○乾嘔○熱衝胸○　喉痺○口糜○便膿血○

消渴○飢不食○爲陽○　膚冷○寒中○有藏厥○

除中下利躁頭疼　諸般陰症吳萸啜
陽症傳來多是陽　未厥慢將厥陰說

厥陰之經起于足大指之面上脛歷腿上腹環繞陰器入腹絡于肝抵咽喉至舌根此經乃陰陽混雜即如傳經者癒熱仍要慮其夾寒直中者應寒亦當知其夾熱但此經始得病時手足必厥其脉必細有陰厥陽厥藏厥蚘厥寒中藏寒諸多名目總要分其陰陽如陽厥蚘厥干嘔熱上衝胸消渴喉痺口糜心中疼熱飢不欲食食即吐蚘口瘡口

爛便膿血下利此等皆陽症者也又如陰厥藏寒寒中除中膚冷下利完谷吐利並見腹痛頭痛躁厥甚則舌捲囊縮此皆厥陰經之陰症也至於治法陽邪腹滿便硬火盛消渴者宜大承氣湯陰邪盛陽爲陰鬱者吳茱萸湯純陰者四逆湯陰陽夾雜者烏梅丸烏梅丸寒熱之藥俱有熱者減少熱藥寒者減少寒藥在人變通

厥陰少陰二經合病甚多詳列于后

厥陰發厥有陰有陽

少陰發厥、有陰無陽、寒深厥深、寒微厥微、

厥陰有頭痛、無發熱、

少陰有發熱、無頭痛、

厥陰則有陽爲陰鬱、

少陰則有陰盛于內、格陽于外、

厥陰吐利、多吐少利、

少陰吐利、多利少吐、

厥陰有煩躁、躁多煩少、

少陰有煩躁、躁少煩多、

厥陰多發厥、有陽有陰、

少陰多自利、陰多陽少、

凡三陰之症、俱應無汗、如見汗多、慮其亡陽、

凡三陰之症、俱應無熱、如見熱、不見厥者吉、如見熱又見厥、倘又有汗、則慮其亡陽、有陰症汗出、大忌脈緊、即是亡陽矣、

厥陰經應用之方列後、

大承氣湯　熱深厥深者宜之、

四逆散　熱厥者宜之、

烏梅丸　蚘厥者宜之、陰陽夾雜者宜之、

白頭翁湯、熱痢者宜之、

吳茱萸湯、陽爲陰鬱者宜之、

四逆湯、陰症者宜之、

猪苓湯　消渴者宜之、

人參白虎湯、消渴者宜之、

以上三陰之症。陰陽莫測。相隔天淵。最危最急。學者務須用心記熟。不致臨時手忙脚乱。吾見傷寒之書。莫如節菴六書。以及景岳等。皆畧于三陰。每經僅言一二症。將使學者。從何學來。吾故細將論內六經。三陽三陰。盡數搜查。而且核定陰陽。可免檢核之勞。

一、表症訣

表症、惡寒、手足凍。氣粗、頭項、腰肢痛。
面赤、脉浮、熱躁煩。表分虛實有無汗。
總用太陽發表方。無非桂枝麻與葛。

凡風寒傷人。從外而來者。即名表症。亦即陽症。直中三陰。即名陰症。病在皮膚經絡。即名表症。病在五藏即名裡症。此之表症即是太陽之症。宜用發表之劑。故名表症也。表症者何。即發熱惡寒。手足凍。氣粗。頭項腰肢俱痛。面赤紅悶。其脉必浮。心腹煩躁。要知分其表虛表實。治法不同。如有汗出者為表虛。宜和表解肌。桂枝湯是也。如無汗出即為表實。宜發表使其汗出。如麻黄湯是也。此等症候近時之醫指為外感感冒。豈知全屬太陽之症矣。然三陽之間亦各有表症。總之外邪不曾入裡便是矣。

表症列方于后

太陽表症麻黃湯、麻杏石甘湯、無汗夾熱者宜之桂枝湯、桂枝加石羔、或加知母有汗夾熱者宜之

少陽表症小柴胡湯、有熱者加白芍加知母黃連

陽明表症葛根湯、無汗宜桂枝加葛根湯、有汗宜

凡表症初起多夾食、日久多夾痰、夾火、隨宜加減可也

二、裡症訣

裡症表邪既入裡。肢汗、惡熱、躁干渴。

陽盛便閉與潮譫。 津血既虧禁汗訣

輕症白虎竹葉羔。 重症須將承氣說。

凡風寒傷人入于三陽則爲陽症。入于三陰則爲陰症。入于太陽則爲表。入于陽明胃府則爲裡。然胃府熱邪。必由太陽傳來。決無初感之理。故凡傷寒外感起手。必從太陽之表。久之始入陽明之裡。此之裡症。全不涉乎三陰。全屬陽明之症者。如發熱汗出。不惡寒。而反惡熱。煩躁。乾渴。陽狂。大便硬。小便赤短。潮熱譫語。舌胎焦。厚唇紅。眼赤。腹滿實痛。此等之症。是爲裡症也。輕則白虎湯。重則承氣。然此等症。亦可名爲陽症。亦可名爲實症熱症也。最忌發表。所謂陽盛陰虛。汗之則死是也。然三陽之中。各經仍有裡症。但太陽少陽之裡症。與陽明不同。

裡症應用之方列于後

太陽裡症、水蓄膀胱、宜五苓散、消渴飲水小便不利者

太陽府症、血蓄膀胱、宜抵當湯、桃仁承氣湯、其人如狂者

少陽裡症、日晡潮熱、宜小柴胡加芒硝湯、大便硬、潮熱、宜大柴胡湯、

陽明裡症、大渴者白虎湯、痞滿實躁者大承氣湯、虛熱者、宜竹葉石羔湯、人參白虎湯、消渴豬苓湯、

三陰症訣 太少厥

陰症躁煩寒不熱。心腹疼痛吐利厥。

格陽面赤內眞寒。口和身痛面青劣。

不渴脈沉細緊遲。吐利倦臥少陰訣。

腹滿設由陽明經傳又有是胃實宜大承氣設由太陽傳入者是太陰陽亦宜桂枝加大黃湯

厥陰躁厥躁頭疼○舌捲囊縮肝經絕○
太陰無厥四肢溫○自利腹滿脾寒說○
太陰理中厥茱萸○少陰真武附子悅○
此陰症者○謂不由三陽傳來○起手便是陰症者也○如煩躁不寧○惡寒而不發熱○心腹絞痛○上吐下利○手足厥冷○或陰盛格陽○外假熱而內真寒○其口不苦○而和○舌無胎而白滑○身体疼痛○面色青而滅剝瘦劣○口雖或乾而不大渴○其脉則沉細遲緊微澁○等○一派陰脉○以上等症○皆陰症中之所必有者○或

所患輕重多少不同耳。然各經亦有專症。又如吐利踡臥欲寐少陰之專症也。躁多煩少乾嘔發厥吐利頭痛舌捲囊縮此乃厥陰肝經之專症也。至于不厥肢溫自利不渴腹滿腹痛此乃太陰脾經之專症也。苟能辨各經之專症自然分出各經之合病。視其淺深緩急問經發藥。凡治此等症候急須施治。緩則無濟矣。常治過此等症候常常用吳茱萸至八兩附子干姜等亦各二三兩作三四劑連服始得見效。切勿謂仲景之方過于重而難煎用倘以每味一錢數分。又一日一服。決至誤事。果係重危之症。一日五六劑不多也。又有辨別陰陽之關頭。如見發熱惡寒。為陽症。為傷寒。無熱惡寒為陰症。為虛症。發熱汗出。為陽。無熱汗出。為陰。不可不識。

陰症應用之方列于后、

太陰症方、 理中湯、 四逆湯、

少陰症方、 附子湯 真武湯、 四逆湯、

白通湯、

厥陰症方　吳茱萸湯　當歸四逆湯

以陽症訣

陽症非說三陽腔。陽明府症是相當。
三陰經內有陽症。原與陰邪相反方。
口苦面赤聲壯厲。渴煩躁怒熱而狂。
不食不飢反多力。喃喃不睡到天光。
癍瘡毒痢脉洪數。曰火曰熱是同行。
輕者滿大重攻下。用着白虎承氣湯。

此陽症非言三陽經之症也。乃言陰陽之陽。卽如陽明胃府實熱之症。即使三陰經內。亦有陽症。此與陰邪相反者也。如口苦。面赤。目紅。聲音壯厲。唇紅。干渴。煩躁。動怒。身熱。發狂。舌胎焦厚。雖不食數日。亦不見飢。反加力大。或踰墻越壁。譫語喃喃。喜動而不喜靜。或瞠目。或不睡。如此等症。是謂陽症矣。即如癍瘡毒痢。亦曰陽症。凡曰火。曰實。曰熱之類。治法輕者清之。潤之。重者寒之。攻之。所謂陽盛陰虛。下之則愈。汗之則死。是也。總因陽氣既盛。則陰氣必虛。若不急濟其陰。何以能抑其陽。如若寒

之藥乃陰藥也○

陽症應用之方列于后、

白虎湯、竹葉石羔湯、加芩連生地二冬 此乃清火潤燥者

大承氣湯、調胃承氣湯、

另將陽明府症之方加減隨入、

驗舌法

驗舌自可知輕重○白滑無胎表症醫○

黃胎既熱燥黑極○黑辨陰陽似鋸危

初病乾焦是風濕 大忌清凉須要知

傷寒驗舌向有七十餘法。岐路既多。反滋眩惑。更難分認。凡傷寒惟辨陰陽為首。驗舌者亦欲推測陰陽而已。予今撮其常見者數種。比照類推儘足考核陰陽。不須多矣。凡病人其舌鮮艷色如桃花。累起浮白。此為極輕表症。倘舌起黃胎厚胎。其邪已入于裡矣。胎薄者病輕。胎厚者病重。凡黃胎既屬熱。倘由黃而焦。由焦而黑。其熱極矣。再又舌旁如刃。似鋸。舌心如鏡。似用其舌焦薄。此等多內少吉矣。凡三陽表症。初病之日。陰陽顛倒。常見舌干似死齒縫踈切勿誤作陽盛陰虛值用生地麥冬等寒凝之物但用踈風去濕如五苓散排毒合五苓發表利濕則渴止而舌亦潤矣但以黃胎厚焦乾黑紅疼為陽青白涎沫為陰又有胎為裡無胎或白胎為表即此數項自可定其陰陽表裡矣然黑胎亦盡屬陽仍當辨別如黑而焦而厚而乾者為陽如黑而潤如墨者為陰又有下寒上熱如邪火上升舌焦乾甚必須參以脈症者為要

口夾食辨論訣

太陽表症
宜汗不宜
吐如反誤
行吐法恐
陽邪乘虛
陷入陽明
胃府此吐
法必要上
實飽滯方
合

傷寒初起必夾食。病來所食未曾消。
邪博胃氣積食勢。不消其食病難調。
在上應吐中消導。在下結滯下之療。

夾食之症。仲景未曾說明。此非正病。故未及也。予思初病之際。必有夾食。俾學者醒覺。知宿食不消。不能調治其邪。故首列此条。然見胸腹飽滯。則用吐法。中部滯則用消導法。腸胃之物則用下法。或用導法。先須除其宿穢。其用藥必效。

吐法方、瓜蒂散、梔子豉湯

消導法方、只實梔子豉湯

攻下法方、只實梔子豉湯加大黄、或調胃承氣湯、加山楂神曲 即雖麻黄桂枝等湯之内、加山楂神曲麥芽谷芽爲妙、

止忌參辨

仲景百方參二十。慮人藉此代神針。
不知誰造浮言起。世人相視等砒鴆。
傷寒莫補因邪蕩。豈是當時獨指參。

仲景治傷寒之方用參者。有二十四方可知不忌

參也。今人以傷寒無補法之論。移之于參。直至虛脫。莫挽之際。僅投數分。值其臨死。虛喘。又謂人參頂死。如此俗例。牢不可破。倘遇虛人。以參入于表藥之內。神效無比。惟胃實熱者忌之

言治病莫計日

經言六日配六經。非言六日傳六證。

藏有虛實傳不傳。見症治症始為精。

內經曰。傷寒一日。太陽受之。二日。陽明受之。三日少陽受之。四日。太陰受之。五日。少陰受之。六日。厥

陰受之此六日以六經之數配之非謂六日必傳六經。又非前三日主三陽。後三日主三陰也。因人之藏氣不同。受病亦異。或淺或深。傳與不傳。未可定准。或見此病一經二經。或病陽經而不入陰經。凡外感陽症發熱者。皆從太陽而來。不發熱而病。是從少陰而來者也。凡三陽之症。不拘日期。首要辨清表裡。如在表。是在太陽。如在裡。是在陽明也。凡三陰之症。首要辨清陰陽。因三陰之經。仍有陰陽所分故也。如三陰經陽症。治法宜清三陰經。

陰症宜溫故也。學者當知傷寒不可計日。見係陽症當分表裡。見係陰症當分陰陽。卽爲精辨傷寒矣。然亦有不得不計日者。如前三日理應屬表而發熱惡寒。後三日理應屬裡不發熱而不惡寒。前三日定屬三陽。後三日定屬三陰。此應計日也。此爲正病也。設前三日不發熱。後三日始發熱。前三日屬陰。後三日屬陽。此爲變病。是以不得不計日者

攷傷寒總法

外感總法汗太陽吐為上實飽滯商

下觀熱實行清下和解表裡寒熱良

溫驅裡寒利滲濕潤為津枯干燥襄

二便利閉須通澁虛補痰食消之強

論內共有十六法攻痞消瘀總相當

用治外感無不備總在一百十二方

汗表法治太陽發熱惡寒、

涌吐法治胸膈痰水飽滯、

攻裡法治陽明結熱

清火法、治熱入陽明、

和解法、治少陽半表半裡、

解肌法、治和營衛以止汗、

温經法、治三陰裡寒、

利濕法、治停水小便不利、

潤燥法、治津枯干燥、

通利法、治小便不利、

收濇法、治大便滑利、

補法、治陽虚陰虚、

攻痞法治痞滿、　消滯法治痰食、

去瘀法治蓄血、　降氣法治氣逆。

以上傷寒論內共有之法。者人因少習仲景而不知論內無法不全。無方不備。所有法內之方。入于方訣卷內。

廿傷寒總方訣

汗表三陽麻桂葛。　吐需瓜蒂豉梔說。

下攻承氣抵當湯。　和解小柴黃連綴。

溫裡四逆理中元。　清火白虎芩連訣。

滋陰炙甘草黃連膠。收澁桃花石脂悅。
補虛理中與建中。利水猪苓五苓撮。
輕淺風邪輕散方。消痰消食方須列。
上条言法，此条言方，方根於法，故言法，亦可知方
吾于每法之下，列方一条，以便考核。
法中之方列于后
發汗之劑方
麻黃湯　桂枝湯　葛根湯　大青龍湯　小青龍湯
麻桂各半湯　桂二麻一湯　麻杏石甘湯
涌吐之劑方

瓜蒂散　梔子豉湯

攻下之劑方

大承氣湯　抵當湯　十棗湯　大陷胸湯

三物白散

和解之劑方

小柴胡湯　黃連湯　桂枝湯

溫裡之劑方

附子湯　四逆湯　理中丸　真武湯　白通湯

吳萸湯　當歸四逆湯

清火之劑方

白虎湯　葛根黃芩黃連湯　大黃瀉心湯

竹葉石膏湯　白頭翁湯　四逆散　甘桔湯

黃芩湯　調胃承氣湯

滋陰之劑方

炙甘草湯　黃連阿膠湯　豬膚湯

收澀之劑方

桃花湯　赤石脂禹餘糧湯

補虛之劑方

理中丸　小建中湯　人参桂枝湯　炙甘草湯

人参白朮湯　桂枝甘草湯

利水之劑方

五苓散　十棗湯　茯苓四逆湯　梔子柏皮湯

茵陳蒿湯　茯苓甘草湯

消痰之劑方

小柴胡湯　朴姜半草人參湯

通導之劑方

蜜煎導法　猪胆導法　土瓜根導法

消瘀之劑方

桃仁承氣湯　抵當湯

降氣之劑方

梔子厚朴湯　桂枝加厚朴杏仁湯

驅寒之劑方

干羌附子湯　麻黄附子細辛湯

驅風之劑方

桂枝湯

軟痞之劑方

代者旋福湯　甘草瀉心湯　大陷胸湯

小陷胸湯

消食之劑方

只實梔子豉湯

廿三總病四總方

傷寒三病風寒熱。表裡陰陽四總方。

風寒在表宜麻桂。在裡爲熱承氣湯。

陽症大承陰四逆。風用桂枝寒麻黃。

傷寒論內。三百餘症。不知其要者。如望重洋。不知

風指中風寒指傷寒什症風寒可以混治傷寒中風不可以混治

底蘊知其要者實得風寒熱三字可以槩之然此三字之中各分表裡陰陽者如熱字有表熱裡熱寒字有表寒裡寒惟風字止有表風而無裡風而已至于治法表熱者用麻黃湯桂枝湯等以發散之裡熱者用大承氣湯以下之表寒者用麻黃湯以散之裡寒者以四逆湯以溫之凡治風以桂枝治寒以麻黃一定不易矣設使風作寒治寒作風治表作裡裡作表陰作陽陽作陰用治顛倒自然有誤可不待言又如承氣湯治陽盛熱症所用倘

誤用四逆湯。焉不誤。四逆湯。治陰盛寒症所用者。倘誤以承氣湯。豈有不誤。是以此二方須分陰陽之症清楚。始可用也。陰症即寒症。陽症即熱症也。如麻黃治寒。桂枝治風。此二方須分風寒清楚始可用也。又如麻桂二方。通治表症。承氣湯專治裡症。此二方乃表裡之方。如分得表裡清楚始可用也。總之學傷寒者。首先學熟表裡陰陽四法為先。則認症用方。保無差誤之虞矣。

但用古方可免誤論

予曰今人治傷寒中風從不用至麻黃桂枝承氣四逆四方矣豈今世直無此等症乎抑因今人昔俗書重辨方而不重辨症辨証不清不敢輕用此四方耳仲景因症造方比之鎖匙是其鎖而造其匙豈有不開者其如今人不善認鎖故棄其匙耳如論內論太陽傷寒應用麻黃發汗而或用桂枝解肌則有誤太陽中風應用桂枝解肌而或用麻黃發汗則有誤此辨傷寒中風不清者遂麻黃桂枝摠不敢用矣又太陽傷寒表症也宜用麻桂以

發表若或認爲陽明裡症而用承氣以攻之則有誤果係陽明裡症宜用承氣又或誤爲表症未除而用麻桂則又誤矣如辨表裡不清者連麻桂承氣總不用者三陰經內有眞寒假熱宜用四逆眞熱假寒宜用大承稍有混用則又有誤其辨陰陽寒熱不清者連大承四逆總不敢用也仲景立明此等方症欲人辨清表裡陰陽不可混用重重申戒再四論明豈意今人因爲仲景禁戒愈嚴畏用愈深辨症不清者竟視四方等之砒鴆豈不大負

先師之初意乎然今人知畏此古方之可貽誤而不知不用此古方留病養癰貽誤更大也何也此之有其鎖而無其匙也吾今欲將某症可誤逐症言明則多而難止將四方於臨症用時有誤之處逐方言明則易如醫者見係太陽傷寒欲用麻黃之時倘見有汗且勿用反惡熱且勿用如見係太陽中風欲用桂枝之時見無汗且勿用反見惡熱且勿用如係陽明府症欲用大承氣之時見有惡寒且勿用頭身痛且勿用無汗且勿用如見陰症

真寒假熱用四逆湯之時如見舌胎白厚惡熱發渴並且勿用如見陽症真熱假寒欲用大承氣之時見有惡寒且勿用下利清谷且勿用即此四方仲景論內千言萬語貽誤混用亦爲此等症挽救急危亦爲此等方吾教後學不必妄用此方但於臨症用方之時必須留心再看有如上項勿用之症則戒勿用斟酌停當然後用之可免貽誤矣

用方須知法

麻黃湯　忌有汗　忌惡熱　忌脈遲沉小

桂枝湯忌無汗 忌惡熱 忌脉緊數沉

四逆湯忌惡熱 忌舌胎焦厚喜冷脉數實

大承氣湯忌惡寒 忌無汗頭痛 忌舌胎白滑
忌脉浮遲濇小

仲景設立此等方。所治此等症。如因鎖造匙。無有不開。今人畏用此等方。是有其鎖而不用其匙。少得開者宜也。又將四方編訣。學者讀熟。自然知用知忌矣。

麻黃湯宜忌訣

傷寒發表用麻黃。有汗投之不可當。

身凉發渴或惡熱。脈沉微弱總須防。

桂枝湯宜忌訣

原是中風用桂枝。無汗、身疼、切勿施。

大渴、惡熱、舌胎厚。脈數、洪、緊、並非宜。

四逆湯宜忌訣

陰寒、陰症、用四逆。惡熱、發渴、方另擇。

舌胎、干厚、與焦紅。脈浮、數、遲、爲通達。

大承氣湯宜忌訣

陽明陽症、大承氣。無汗、惡寒、須要忌。

不渴頭疼舌白胎。脉小浮遲總不和。

四方藥味訣

麻黃湯有桂草杏。桂枝草芍薑棗襯。

四逆炙草附干薑。承氣硝黃只朴論。

吾以此四方爲四大綱領之方治症獨重獨多。爲世訛傳誤聽畏而不用。深爲可惜。是以將四方彙其藥訣。以便人之易記耳。

旺各半症訣

半表裡又陰陽合。外熱內寒痰水多。

雙解分消或和解　先溫後表有移那

凡病有半表半裡半陰半陽外熱內寒有外風內水有風寒兩感夾濕夾痰夾水治法或用和解或內外雙解或先溫裡寒後驅表熱或先發表後攻裡各有治方

各半方備列于后

半表裡和解方

小柴胡湯

雙解方

大青龍湯　麻桂各半方　桂二麻一方

大柴胡湯

分消方

麻黃連翹赤小豆湯　五苓散　桂枝加苓朮湯

麻黃加白朮湯

寒熱各半方

黃連湯　烏梅丸　附子瀉心湯

外風內熱方

桂枝加黃芩湯　桂枝加葛根湯

外風夾寒方

桂枝加附子湯

表症夾熱方

麻黄杏仁甘草石羔湯　葛根黄芩黄連湯

葛根湯　桂枝加大黄湯　麻黄加石羔湯

陽旦湯　大青龍湯

表症夾寒方

小青龍湯　桂枝加附子湯　桂枝去芍加附湯

表症夾水氣方

麻黃加朮湯　五苓散　桂枝加苓朮湯

小青龍湯　苓桂朮甘湯

恒發熱自汗四症相同各訣

風溫、中風與中暍。陽明四症汗而熱。

中風、中暍惡風寒。中暍、風溫陽明渴。

溫風、陽明有傳經。中暍不傳、即此別。

陽旦、風溫風桂枝。白虎、陽明同中暍。

三陽受病。未有不發熱。除傷寒無汗之外。亦無不有汗者。然計發熱自汗。則有風溫症。中風症。中暑

症。陽明症。此四症相同者矣。而內中不同者。如中
風、中暑、則惡風寒。陽明風濕則不惡風寒、文不同
者。中暑、風濕陽明則發渴。其餘中風陽明風濕此
三症、有傳經。中暑症則不傳經。卽此四症有同有
不同。學者胸中成熟。辨症則自不難矣。

發熱、自汗、發渴者、　陽明症、　風濕症。　傷暑症。

中風不渴。　發熱自汗、惡寒者、　中風症。

傷暑症。　風濕陽明不惡寒。　發熱、自汗、傳經者。

中風症。　風濕症。　陽明症。　傷暑不傳經。

四症應用之方、

白虎湯陽明風溫中暍渴　桂枝湯中風惡寒　五苓散渴中風

陽旦湯風濕

収併病合病訣

合病、不止三陽症○陰陽應有、合他經○

此症多利、或兼嘔○葛根、黃芩、陽症精○

陰厥吐利即是合○四逆、通脈分重輕○

論內獨言合病○併病○專指三陽而言○未見有說及

陰經合病者○以吾看之○三陰合病亦多○如厥陰首

言厥少陰首言利太陰首言吐設有吐而利是太陰合少陰也吐而厥是厥陰合太陰也厥而利是少陰合厥陰也若發厥而兼吐利是則三陰共合之病也三陰各有專方如太陰則理中少陰則附子與真武厥陰則吳萸烏梅柴四逆湯三陰皆用吾故謂凡三陰合病必當四逆為主然則三陰倂有合病乎至于論內所言合病併病甚簡以吾所度凡今傷寒之症全是合病從無見過一經之症清清楚楚而不夾雜者如表裡兼病者多何也若

還發熱惡寒頭痛。此表症也。設若發渴或下利。即係裡症也。亦豈不是合病乎。學者首當知之。

合病應用之方

葛根湯 太陽合陽明下利者　黃芩湯 太陽合少陽下利者

葛根加半夏湯 太明合病不下利但嘔者

黃芩加半夏生薑湯 不下利但嘔者

麻黃白虎湯 太陽陽明合　桂枝白虎湯 太陽陽明合

桂枝柴胡湯 太陽少陽合　大承氣湯 三陽併合

白虎湯 三陽合　柴胡加葛根湯 少陽陽明合

柴胡加白虎湯（少陽陽明合）

已上皆三陽合病之方

麻黄附子細辛湯（太陽少陰合病）　四逆散（少陽合厥陰）

桂枝加大黄湯（太陰合陽明）

已上陽合陰之方

凡三陽合病、有表裡之分。合之在表者。葛根湯合之在裡者。白虎湯承氣湯合。之在半表半裡者。黄芩湯。三陽合病下利。仍散表。若不下利而嘔者。必加半夏。取其降逆氣也。若三陰合病下利。陽症宜清火。陰症宜溫經。

論內言併病。併歸陽明宜大承氣湯。併歸少陽。則用刺。言之更簡。學者宜審。其現在之症。分輕重而治。當亦不差。

附急下症訣

急下六症、分三經。汗多、睛、僂陽明二。太陰腹滿實痛一。少陰、咽燥、利清三。

傷寒外感症候。人知所急在陰症者多。故附子四逆等方多敢用。而大小承氣湯。少敢用也。殊不知論內用附子症。止有二十条。用大黄症則有五十条。用大承氣湯之症。竟居二十症。用四逆湯症止得九症。可見陽症居多。而陰症少也。陰症死人人常知而救之。惟陽症危急。人多忽之。者但用大承氣湯症候二十症。不能備錄。今將急下之六症原文錄之于此。此即刻不能緩之症。學者首當認熟。以備救人可也。

六症原文

論曰陽明病、發熱、汗多者、急下之、宜大承氣湯、惡寒

則不在此例

論曰、傷寒六七日、目中不了了、睛不和、無表裡症、大便難、身微熱者、此爲實也、急下之宜大承氣湯、以上二症入陽明經

論曰、少陰病六七日、腹脹不大便者、急下之宜大承氣湯、謂以六七日不大便久腹脹也、

論曰、少陰病得之二三日、口燥咽乾者、急下之、宜大承氣湯、謂乾燥以二三日也

論曰、少陰病、自利清水色純淸、心下必痛、口干占

燥者急下之宜大承氣湯以上三症入少陰經

論曰發汗不解腹滿痛者急下之宜大承氣湯腹滿不減減不足言當下之宜大承氣湯此一症入太陰經

非夏無傷寒辨訣

聞說夏月無傷寒。夏月寒多反不慮。夏時外熱寒居中。霍亂陰寒正當懼。陽氣居冬冬熱多。傳經陽邪冬月倍。

陶節菴謂冬月傷寒則宜溫散。三時天氣熱宜用涼散。似說傷寒屬寒。是以今人凡于三季外感皆用凉散之劑此大誤也熟不知夏月外雖熱而內則寒故凡陰寒之症生于夏月者多但夏月皮膚疎洩常有汗出故不宜麻黃一味而已其餘一切風寒之症實應溫散如桂枝湯治夏月之外感傷寒等症乃天造地設之方惟冬令風寒內熱者多合于桂枝湯症反少愚見實與節菴之意相反故立四時受病不同一論學者首當闊之可知冬春多病熱夏秋多病寒留心商度無爲古人所誤無爲俗例所拘乃可以爲医乃可以救人子故不厭

重煩多立此条耳、

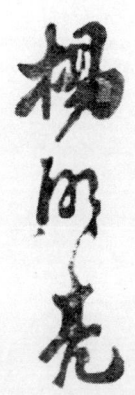

广州中医学院
图书館
图 书

广州中医学院
图书馆
图 书

方症歌訣總方序

先師傷寒論內因症造方。比之因鎖造匙。故熟讀傷寒論者。本可問症知方。熟讀傷寒方者。不可問方知症。一切方症。本屬相連。但欲熟讀傷寒論。熟盡傷寒方。大非輕易。何也。論內詞古義深。固非易熟。更不易通。不輕得問症即可知方。又傷寒之方。藥類相近。增一味則不同名。減一味則不同治。甚難盡熟。豈輕得問症知方哉。今將傷寒論內一切方症全數編訣。上卷症訣。先將六經全盒稽核。同症分經。盡數指明辨别陰陽表裡治法治方。包羅一訣之內。間有不齊。則於註內補上。熟讀一症訣。即能醫治一症。因名曰問症知方。下卷方訣。訣內指明藥味。應治之法。一一指明。或有不齊。則將該方所治之症。原文備錄於后。以便考核。果能熟讀一方訣。自然善用一方。因名曰問方知症。大凡症訣之言。皆先師之言。予不敢背畔一言。方訣之藥。皆先師之藥。予不敢遺失一味。予証是書也。頗勞心力。幸勿視為具文。但愿後學遵照古法聖方。無為俗書所誤。豈獨予之幸哉。

東莞陳煥堂自序

仲景歸真

傷寒雜症問症知方目錄卷六

論完谷不化

論小便不利

論畜血瘀血

論衄血下血

論熱入血室

論目赤脈赤

論傷寒蚘厥

論傷寒喜唾

論臍築動氣

論小便多症

論傷寒脾約

論叉手冒心

論傷寒耳聾

論四肢拘急

論振振搖症

論傷寒復病

論陰易陽易

論濕症

論痙症

論溫暑症

論霍亂症

讀法

一凡雜症專指傷寒論內皆有之症

一凡一症有屬一經有屬三二經或六經皆有者必

一一聲明不敢遺漏如頭痛則云三陽及厥陰然則四經有二經無矣又曰欬嗽傷寒止三經太少二陽及少陰然則三經有三經無矣又如身痛六經皆有矣餘皆倣此

一凡症必兼言方如不能言方則必言法法內有方故也

一訣內言陰字卽是陰症或是陰經言表字卽是表症卽是表法卽是用表方又如温清攻下寒熱吐汗皆係治法

一凡某症訣內指用某方請將某方訣內亦有指明能治某症所謂問症知方問方知症者在此

一凡訣內所言燥字是乾燥躁字是煩躁又如瘀血濕痰水氣滯硬潮譫痛實黃煩飲脹等字皆係病名

仲景歸真

問症知方歌訣

一發熱症訣

發熱外感是三陽　惡寒爲表不寒裡
濕風暑汗寒無汗　三陰不厥熱非奇
凡病熱在病猶在　熱如不退是危机

凡傷寒外感一切因風寒症候但見發熱卽是三陽陽經之症陰經之症不當有熱倘見發熱仍爲陰中夾陽若陰症發熱又兼發厥恐係亡陽則症不善故

曰三陰不厥亦非奇論內三百九十餘症除真正陰邪之外無一而不有發熱若不發熱脉靜可云病愈者有熱一日猶是有病一日倘熱久不退終是凶机但發熱之症仍有表裡之分如發熱惡寒者即是表症發熱不惡寒者是爲裡症表症即太陽裡症即陽明也又如傷寒中風固然發熱即使風温傷暑亦皆發熱然可辨者風温中風陽明則發熱而有汗惟傷寒則發熱而無汗至于發熱治法亦有分辨熱在表者則當發散在裡者則當清火或甚者則當攻下設

使論內所言温暑濕瘧霍亂等症亦有不發熱者治法亦大約相同惟三陰經內陰症發熱最忌發表仍當辨定陰陽爲主或宜温經或宜清火或先温裡後攻其表

發熱症應用之方

發熱汗出惡風用桂枝湯

發熱無汗而喘用麻黃湯

發熱鼻鳴乾嘔用桂枝湯

發熱痞鞕乾嘔用十棗湯

發熱惡寒多熱少用桂枝二越婢一湯

發熱無汗微喘小便不利用桂枝去芍藥加茯苓白术湯

發熱脉沉身疼下利清谷用四逆湯

發熱汗多陽明症急下用大承氣湯

發熱而渴小便不利陽明症用猪苓湯

發熱身黄陽明症用梔子柏皮湯

發熱惡寒肢疼微嘔支結少陽症用柴胡桂枝湯

發熱汗不解痞鞕嘔吐不利少陽症用小柴胡湯

發熱脉沉少陰症用麻黄附子細辛湯
發熱而利汗不止厥陰症死
發熱厥利躁不得卧厥陰症死

「頭痛症訣

頭痛風寒痛不休。三陽均有太陽多。
然總要之分表裡。厥陰會頂亦能魔。
陽症發表或清火。陰症當用溫藥科。

三陽經脉俱在頭。凡三陽受病風寒。其頭必痛。若內傷頭痛。或痛或不痛。痛有止時。外感風寒之痛。痛無休歇。然三陽三經之病俱有頭痛。惟太陽之病多。故太陽頭痛亦獨多。三陰皆無頭痛之症。因三陰經脉不到于頭故也。惟厥陰一經。內與督脉會合到頂。亦有頭痛者。但治法要分表裡。表者即爲太陽。則應發表。裡者即爲陽明。即宜淸火。厥陰頭痛即宜溫經。如分步位。陽明痛則在頭角。少陽痛則在耳之上。眼之外。左右太陽之位。太陽經頭痛多在腦及額。厥陰頭頂。因其各經之步在此之故也。

頭痛應用之方

太陽寒痛麻黃湯　太陽風痛桂枝湯

少陽痛小柴胡湯　陽明經症葛根湯

陽明府症白虎湯

陽明府甚者承氣湯　厥陰痛吳茱萸湯

頸項強症訣

項強項頸太陽脈。傷寒痙病結胸得。

少明之脈亦到項。小柴葛根症莫失。

三陽經脈皆自頭至項。故三陽感受風寒。則頸項雖非大痛楚。亦不能如常之柔和。然凡見頸項强硬則必有兼症亦斷不止項強一症者也。如太陽一經受病。故有是証。陽明少陽受病。亦有項強。故曰小柴葛根等方莫失也。其餘痙症。不拘柔痙剛痙。總見項強。即如結胸之症。胸上結滿。亦頸項強硬。故論內有結胸症。如柔頸樣。此乃項強。實非項強。吾亦点明。使學者可知。又有似項強之症者而已。

項強應用之方

太陽傷寒項強麻黃湯　太陽中風項強桂枝湯

陽明項強葛根湯　少陽項強小柴胡湯

柔痓項强桂枝加葛湯　剛痓項强葛根湯
太陽似結胸桂枝去芍加苓术湯
結胸似項強大陷胸丸

又惡風寒症訣

傷寒惡寒風惡風、陽症宜表陰宜溫。
惡風無風即不惡、惡寒雖覆被亦寒。

傷於寒即惡寒。傷於風即惡風。亦猶傷於食即惡食。傷于酒即惡酒之類。但惡寒未必不兼惡風。惡風者亦必兼惡寒。故曰惡風寒。凡惡寒者發熱即是陽症。

宜發表。惡風寒身不發熱。卽爲陰症。虛寒症宜溫。宜補。猶有辨者。惡風者當風卽惡。避于密室卽不惡。如惡寒者。雖處密室厚衣覆之。其寒。翕然惡寒者。多屬陰。惡風者多屬陽。

惡風寒症應用之方

陽症宜表者　麻黄湯　桂枝湯

陰症宜溫者　四逆湯　附子湯

虛症宜溫者　桂枝加附子湯　桂枝新加湯

乍寒乍熱

乍寒乍熱名寒熱　不似潮瘧有定期
此是表邪散未盡　曰三二度太陽多
散表和解擇方用　桂二麻一散表小柴和和解

凡曰潮熱曰瘧皆有定期惟乍寒乍熱亦即寒熱往來是無定期初因發表不曾合法表邪尚存寒熱相爭熱勝則熱寒勝則寒或在半表半裡之間陽出則熱陰出則寒凡經發表之後而得此症則依發表未透則用桂二麻一湯微微汗之如未曾發汗而見此症則是邪在半表半裡之間當依少陽小柴之法如

夾熱多者於柴桂方內加石羔或合白虎如夾寒多者可於柴桂方內另加干薑或加附子隨人通變至于夾痰夾食夾水夾濕總當有之不可不曉然此症仍屬表潮熱屬裡

作寒作熱應用之方

可小微汗者宜桂枝二麻黃一湯或麻黃桂枝各半湯 散表

可和解者宜小柴胡湯 和解 或黃連湯 和解

夾熱者柴胡白虎湯 少陽夾熱

或桂枝白虎湯 太陽夾熱

夾寒者宜小青龍湯 太陽夾寒

或柴胡加干姜湯 少陽夾寒

上如瘧症訣

如瘧真瘧有定期。症屬三陽表症施。

桂麻桂越柴胡等。葛根白虎備相宜。

如瘧之症太陽未盡之表邪居多然少陽亦有之陽明間中有之三陰之經決無其症但視其邪重在何經再測偏寒偏熱夾痰夾水夾寒夾熱輕重淺深久

近日發者氣分夾實夜發者血分夾虛但觀其邪之
所在而逐之

加瘧症應用之方

太陽餘邪桂枝二麻黃一湯　汗多者亦宜之
少陽之邪小柴胡湯　發渴小柴合五苓散
日晡所發熱者小柴加芒消湯
或小柴合大承氣湯　汗出多者桂枝合白虎湯
虛者桂枝湯加黃芪　夾食者小柴加山渣神曲
肉食者加山渣草菓　微厥者小柴加赤芍青皮

或小柴合四逆散

熱甚便閉柴胡桂枝合小承氣湯

以上此症無汗要有汗汗多須要止汗

上無汗症訣

無汗寒熱自應表。寒在皮膚發爲要。

陰症本無汗勿發。汗爲血液須知聽。

發汗須知身有熱。無熱而發誤非小。

凡發熱惡寒無汗即是傷寒自應發表何以無汗因寒屬陰陰邪客於皮膚則腠理密而汗不得出也大

凡惡寒身熱。固應發表。倘見脉得沉遲沉細之脉。此爲陰脉陽症。陰脉大忌發表。麻黃湯不合用也。何也。陰症本應無汗也。倘陰脉而得身熱。此是少陰合太陽。止從麻黃附子細辛湯而已。其餘一切身凉之陰症。切忌發汗。則奪津血。變症莫測也。

無汗應用之方

傷寒麻黃湯　風寒兩感大青龍湯夾熱者

風寒夾寒小青龍湯

傷寒夾熱麻黃杏仁甘草石羔湯　陽明無汗葛根湯

宜小汗者桂二麻一湯

少陰合太陽麻黃附子細辛湯

宜微微似汗者麻桂各半湯

宜小汗而夾熱桂枝二越婢一湯

自汗症訣

汗熱惡風太陽表　熱汗惡熱陽明裡

自汗不熱惡寒虛　汗多脈緊亡陽虛

汗後脈洪表未除　仍須再汗桂枝寄

汗出不解熱蒸蒸　胃熱調胃之承氣

不惡寒而惡熱者便是

自汗發熱惡風是太陽中風之表症也自汗發熱又惡熱是陽明裡症也自汗不發熱惡風寒是陽虛症也自汗多而脉緊此爲亡陽症可慮者也發表汗出之後表症未除仍須再用桂枝湯以汗之若自汗病不解熱氣蒸蒸此是胃熱之症宜調胃承氣湯和之可也

自汗身發熱者有三症相同

自汗身熱惡風爲太陽中風者宜桂枝湯其脉浮緩

自汗身熱惡風爲傷暑者宜人參白虎湯其脉數浮而虛且發

風溫一症病兼表而重裡甚春月陽氣勃發時出在陽明之分倘外觸邪風引動內熱熱氣乘之而出是

湯

自汗、身熱、惡風、爲太陽柔痓者。宜桂枝葛根湯。其痓項強几几

自汗身發熱反惡熱有二症相同

自汗、身熱、反惡熱者。爲風溫宜桂枝湯、白虎湯、或陽旦湯、有頭痛、脉浮

自汗、身熱、反惡熱者。乃陽明宜白虎湯、承氣湯、俱有此湯無頭痛、脉沉實而長大。

自汗、身不發熱者。爲陽虛宜四逆桂枝新加湯、

以病即有湯惡熱之症非同傳經陽明之比也然表邪方來其熱正盛所以頭痛脈浮亦見陽明府實

發汗後、自汗不止者。名漏汗、宜桂枝加附子湯、

自汗多出不止者。而脉緊、名亡陽、宜四逆湯、附子湯

又自汗應用之方

十棗湯太陽停飲自汗發熱 桂枝甘草湯汗多叉手冒心

茯苓甘草湯汗出不渴 大柴胡湯發熱汗出表症不解

承氣湯發熱汗出 梔子豉湯加甘草發熱汗出不惡寒而少氣者

久漏汗症訣

漏汗初因發汗後。汗出、非與自汗同。

便短肢拘津液少。桂枝加附少虛風

漏汗一症因發汗之後。其汗不止。非同自汗者比。自汗者因於營衛不和而致者。漏汗者因於發表過度。虛其腠理。陽氣陰津一併而出。故有見小便短少。四肢拘急之候。急宜桂枝加附子湯。內補其陽。外實其衛。遲則立見亡陽莫挽。

漏汗症應用之方

桂枝加附子湯　實肌表　　四逆湯加人参白芍　補陽

十亡陽訣

脉緊汗出是亡陽。有熱不熱亦須防。
陽向外亡裏陰盛。桂枝附子四逆湯。

亡陽一症裏陰既盛迫陽外出陽出既離而陰亦不能獨全而死易矣然此症脉緊汗出有發熱或不發熱總謂之亡陽惡寒者重不惡寒者輕常見臨死之際反見身冷惡熱其陽外脫之機矣如漏汗不止之症亦即亡陽之類故用桂枝加附子湯取其固表溫內寒之意。

亡陽應用之方

四逆湯 溫補　桂枝新加湯 補虛
桂枝加附子湯 袪寒實肌表
愚見一痰火症將死與痢症將死之日。身冷如冰。無汗而見惡熱。不離掌扇。吾謂其陰氣脫于內陽氣出于外。此亦亡陽之例。

卜身癢症訣

身癢亟行表不徹。皮膚閉密拂鬱結。
面赤熱色身又癢。桂麻小汗癢自歇。

身癢一症因于表邪尚在鬱于皮膚故令身癢也即

如面赤熱色赤由發表未透總宜桂二麻一湯微微發表微微汗出自愈可也

身癢應用之方

桂二麻一湯微發汗　麻黃桂枝各半湯微發汗

上面色赤症訣

面色熱赤表未透　麻桂半湯微汗奏

陰寒陰躁格陽多　四逆加葱功可奏

初病者面色紅赤光潤因表邪初盛未足爲異倘日久而見紅赤之色則有二種一者因于發汗不徹餘

邪拂鬱宜以桂麻各半湯再令微微出汗自愈一者陰盛于內格陽于外是爲陰症急宜溫經回陽爲主

面色赤症應用之方

麻桂各半湯　表症用此　　通脉四逆湯　陰症用此

巨身痛症訣

身痛六經均有此　三陽發表陰溫裡
發汗之後身仍痛　亡陽脉緊虛脉微

身痛一症風寒之邪留于經絡三陽固然有之設寒入于筋脉令人拘急陰症亦有之如筋痛屬肝骨痛

屬腎。腰脊骨節屬太陽。脇肋屬少陽。總當分晰。三陽表邪。身痛。宜發表。陰寒之邪。宜溫經。凡身痛之脈。屬表。脈浮。屬陰。脈沉。又發汗之後。亡陽。脈緊。虛症脈微。

身痛應用之方

麻黃湯 太陽寒邪身痛　　大青龍湯 兩感身痛似少陰者

桂枝新加湯 發汗後身體痛　　附子湯 背寒身痛脈微

桂枝湯 太陰身痛者　　四逆湯 陰症身痛

甘草附子湯 風濕掣痛　　桂枝附子湯 風濕身痛不能轉側

以頭眩症訣

頭眩新久分虛實　三法既施必是虛
初病即有爲表實　痰火水氣上頭居

頭眩一症首分虛實虛者溫之補之實者散之清之
久病見眩主虛初病見眩主實如虛者因於汗下之
後陽氣上虛陰氣上越故也宜溫補之實者風火痰
濕水氣上干頭故也宜散之清之

頭眩症應用之方

苓桂朮甘湯　飲多悸眩　　真武湯　陽虛悸眩
茯苓甘草湯　飲多悸眩　　桂枝新加湯　虛眩

瓜蒂散水氣頭眩

以上三陽表症居多所用之方亦太陽經內之方多者裡症列后

16 潮熱症訣

潮熱如潮潮有准　邪潛陽府氣血分

傷寒無熱不成潮　應清應下須當認

潮熱一症有定期瘧症亦有定期但瘧有表有裡有陰有陽潮熱則專屬陽而無陰專屬裡而無表有熱無寒故無熱不成潮惟分熱之輕重邪之在氣在血

總之熱多則傷陰。其在血分居多矣。輕者清之重

者下之而已。

潮熱症應用之方

大柴胡湯 內外俱熱 柴胡加芒硝湯 日晡所發

人參白虎湯 少陽熱 柴胡合白虎湯 少陽潮熱

大承氣湯 陽明熱

氣分之熱、可加芩連、血分之熱、可加地芍、

止不惡寒反惡熱症訣

病分惡寒不惡寒。惡寒爲表。不惡裡。

表邪入裡翻惡熱　清火之劑必要知

外感之病以惡寒不惡寒以辨邪之所在凡惡寒在表不惡寒爲在裡又不惡寒而反熱者則屬陽明無疑輕者清火重者攻下

不惡寒反惡熱症應用之方

白虎湯 陽明　葛根芩連湯 太陽　人參白虎湯 陽明

調胃承氣湯 陽明　大柴胡湯 少陽　小承氣湯 陽明

但頭汗症訣

頭汗寒邪攻上頭　結胸瘀血結中州

上吐下攻中導結　從無補法病堪憂

頭汗者頸以上則有汗頸以下則無汗故曰頭汗此屬陽症從無陰症之例因爲陽邪結鬱于胸陰陽間隔血氣不能流通之故也如傷寒結胸鬱火蓄痰皆能壅閉但當知當知其因于何項而逐之已

頭汗應用之方

柴胡桂枝干羗湯 停水頭汗　大陷胸湯 結胸頭汗

抵當湯 畜血頭汗　大承氣湯 畜熱頭汗

唇口舌干燥症訣

口燥舌干似瓦工　虛火濕火實火般
陽明邪熱胃火燥　清火滋陰散濕安

平和之身水火相配火則從下而行水則從上而升是以口舌津液常濕決無干燥之事倘一有病水火偏勝陰陽倒用火逆上而水下行則有口舌干燥之症見矣火之輕者止見口舌干燥而已火之重者則竟有如瓦如炭之燥然其中須辨者虛實之火陰陽之火風濕之火倘症不同治法亦異即如少陰之虛火必須潤也陽明之實火須攻下也風濕之火須疎

風利濕也用方混亂豈無貽誤設使風濕之火口干舌燥發渴宜用五苓散或桂枝合五苓是也倘以麥冬生地之輩投之焉得不誤乎

口舌干燥應用之方

桂枝合五苓散 風濕之火　大承氣湯 陽明實火

四逆湯 格陽假火　白虎湯 陽明

黃連阿膠湯 滋陰少陰　豬膚湯 滋陰少陰

炙甘草湯 滋陰少陰

攸咽痛喉痺訣

咽痛厥有少陰多　寒熱格陽仔細吪

陰痛不腫陽痛腫　腫閉厥陰喉痺歌

厥陰少陰二經經脉到于咽喉故傷寒咽痛喉痛止屬少陰厥陰二經之症其餘皆無此症也但厥陰患此者少少陰患此者多少陰有喉痛厥陰有喉痺痺者閉也指喉嚨腫塞之謂然厥陰少陰二經均有陰火凡二經之症皆有陰陽之分是以喉痛之症首先辨清陰陽症但陰症則痛而不腫陽症則痛而兼腫陰症雖痛而不赤瘀陽症痛則赤瘀而爛若腫若爛

為喉痺少陰咽痛多。厥陰喉痛多。此言咽喉痛是指傷寒中而言。凡雜症咽喉不在此例。

咽喉症應用之方

通脈四逆湯 陰症　猪膚湯 少陰陽症　甘桔湯 少陰

半夏散 少陰風火痰　苦酒湯 少陰　麻黃升麻湯 厥症

大承氣湯 陽症

汗發渴症訣

渴症。邪入府藏裡。太少有渴陽明饒。

太陰本寒。無渴症。少陰大渴厥陰消。

須問小便利不利。水飲津液盡可招。凡渴皆屬陽症。若陰寒之症則無渴。大約能令人渴者。皆熱邪入于府而煎熬津液者有之。若汗吐下之後。消耗津液者有之。停飲不化。畜而為熱為濕者有之。陰陽顛倒。火逆于上。水倒于下者有之。陽盛陰虛者有之。凡傷寒初病太陽之經。未成鬱熱。尚無渴症。倘若入于膀胱之府。畜為停飲。則有渴也。少陽為半表裡之經。病入其經。必渴。故曰太陽少陽有渴。陽明饒多。傷寒傳入三陰。皆應有渴。惟太陰本自濕寒無渴症至于傷邪傳到少陰皆有大渴傳到厥陰則有消渴消者隨飲隨消也又如溫症暑症皆有渴凡治渴症必先知其陽經陰經某經之症即擇某經之方又有要緊辨症之法首問其小便利否長短赤白爲主如渴小便利是由邪火煎熬迫津液下行渴而小便不利爲下焦停水水道不化故令渴也多而長是熱迫其長也短者亦有兩說一火熱煎短一津液枯而短小便赤是熱白濁非熱即可辨也

太陽渴無汗小便利大青龍湯

太陽渴無汗小便不利、小青龍湯、

太陽渴有汗小便利、桂枝合白虎湯、

太陽渴有汗小便不利、五苓散、

陽明渴無汗小便利、葛根合白虎湯、

陽明渴無汗小便不利、五苓散加石羔滑石、

陽明渴有汗小便利、白虎湯、

陽明渴有汗小便不利、猪苓湯、

少陽渴小便利、小柴胡去半夏加花粉、

少陽渴小便不利、小柴胡加茯苓、

少陰渴陽邪小便赤猪苓湯

少陰渴陰邪下利小便白引水自救者真武湯

厥陰渴陰邪下利引水自救者少少與飲之

厥陰渴陽邪白虎湯

太陰經無渴症

渴症應用之方

竹葉石羔湯 煩渴暑渴　　文蛤散 太陽

梔子柏皮湯 陽明濕熱　　茯苓甘草湯 太陽水

柴胡桂枝干羌湯 少陽　　白頭翁湯 厥陰熱渴

五苓散小便利者忌用
津液耗引水自救者忌用
白虎湯小便不利者忌用

廿一喘症訣

喘症傷寒表裏宜。水氣痰火風寒寃。
症屬三陽清汗吐。三陰有喘病難痊。
脉澁厥冷汗潤髮。見血不臥命加懸。

喘症多屬肺家。惟傷寒則爲太陽所屬。居多陽明有喘而無咳。少陽則有咳而無喘。惟太陽則喘咳皆有。然喘症有表有裏。有陽無陰。陰症見喘。此乃虛脫[illegible]

喘症居多矣故謂有陽無陰若表症屬太陽者或寒喘則須發汗風喘則桂枝解肌氣喘則降氣痰喘上壅則用吐法水氣伏飲則用十棗湯下法喘爲急症辨之須真治之須急倘喘症見脉澁厥冷汗出潤髮者或見血出不得卧者皆入死例矣

喘症應用之方

麻黄湯　寒喘太陽喘

麻黄杏仁甘草石羔湯　熱喘無汗

葛根黄芩黄連湯　喘而有汗

十棗湯　伏飲

桂枝加厚朴杏子湯　氣上衝

小青龍湯　寒水而喘

咳嗽症訣

咳嗽傷寒止三經。太少二陽及少陰。
表在水停于心下。或用柴龍或五苓。
陽明經內亦嘔欬。太少餘邪未得清。

咳嗽一症。在雜症則十二經皆能令人欬。惟傷寒則惟太陽、少陽、少陰這三經有耳。其餘則無此症者矣。論內陽明經亦有咳症之條。然俱因太陽少陽二經餘邪。當從二經治法。然此經雖有欬嗽。亦莫不由於風寒痰水而來。治法惟以疏風寒、導痰利濕而已。

咳嗽症應用之方

小柴胡湯 少陽痰熱　小青龍湯 太陽風寒

真武湯 少陰寒水　五苓散 太陽水氣　十棗湯 伏飲

附嘔吐症論

嘔吐，六經寒熱分。干嘔、為陽吐是陰。

太陰吐食餘多嘔。停食痰水總當斷。

有聲有物名嘔吐。有聲無物為干嘔。有物無聲名吐。

干嘔屬陽。吐物屬陰。聲響者屬陽。聲微者屬陰。六經

皆有嘔吐之症。所分輕重多少寒熱陰經陽經其中

因痰、因火、因水積滯。總當斟酌細認。

嘔吐症應用之方

五苓散 水逆吐　十棗湯 伏飲嘔　小青龍湯 水氣

甘草瀉心湯 熱嘔　梔子豉加甘草湯加生姜湯 痰嘔

以上太陽方

小柴胡湯　黃連湯　大柴胡湯　柴胡加芒硝湯

柴胡桂枝干姜湯　柴胡桂枝湯

以上少陽方

葛根湯　黃芩湯　調胃承氣湯　竹葉石膏湯

以上陽明方

理中湯太陰　厚朴干羗半夏甘草人參湯太陰

干羗黃芩黃連人參湯太陰　真武湯少陰

白通湯少陰　吳茱萸湯厥陰吐　烏梅丸寒熱厥陰

以呃逆噫症訣

呃逆噦噫餲作聲、三陽火氣上行衝。

噫因不和生羗瀉、氣逆旋覆小青龍。

清火降氣或消痰、亦有胃寒四逆攻。

論內有噫噦餲即今之所謂呃逆者也此因陽火上

衝者有之。然胃有虛冷。寒氣上逆者亦有之。是以論內列方寒熱皆有。但此等症皆以有聲而得名。其中治法有和胃者。降氣者。祛風寒者。列方于后。隨症選用可也。

呃逆應用之方

生姜瀉心湯 胃不和者　　旋覆代赭石湯 痞而氣逆者

小青龍湯 風水夾寒者　　四逆湯 寒氣上逆者

朴姜半下人参湯 痰氣者

桂枝加厚朴杏子湯 氣上衝者　　白虎湯 胃火上衝者

小承氣湯胃火上衝者

後人用丁香柿蒂湯亦可用。寒者始合。又如竹茹枇杷葉陳皮半下亦合用之物。不可不知。

收氣上衝胸訣

氣上衝胸。誤下後。邪乘上逆。成斯疾。
厥陰易病熱衝胸。降氣吐之照病摟。
吐下溫清因病求。邪犯水停胸痞受。

氣上衝胸一症。多因誤下之後。邪氣乘虛上逆而成。然厥陰之病有之。陰陽易病有之。邪熱犯胃欲吐而氣衝者有之，胸中痞硬其氣上衝者有之，胸虛邪陷者有之。治之之法，或降氣，或吐法，或溫之，臨症擇方可也。

氣上衝胸應用之方

白虎湯 厥陰熱衝　烏梅丸 厥陰寒熱氣衝

竹葉石羔湯 邪熱犯胃　瓜蒂散 胸中痞硬熱氣衝咽喉不得息

桂枝加朴杏湯 虛邪上逆　燒裩散 陰陽易症

桂枝加桂湯 設針　苓桂朮甘湯 水逆

梔子厚朴湯 降氣　理中湯 溫中　十棗湯 下水

大陷胸湯 大下

小短氣少氣不得息

傷寒短氣及少氣。多是熱邪。或暑邪。

十棗陷胸梔子豉。暑虛竹葉石羔嘗。

不得息。用瓜蒂散。氣虛須補不須嗟。

傷寒中有短氣少氣不得息等症。其中有虛有實。因於邪盛者有之。氣虛者有之。因濕因暑因痰因火不一。大要又如上條氣上衝胸者參看。

氣短少不得息應用之方

無表不必散無裡不必攻偏表在仍當散裡實仍當攻是又不

十棗湯水氣　竹葉石羔湯暑虛氣短
大陷胸湯痰火壅滯　梔豉湯痰火
燒裩散陰陽易　甘草附子湯陽虛

附懊憹正訣

懊憹似吐仍非吐。心胸無奈莫形容。
汗下失宜邪氣搏。瀉心梔豉等湯攻。

懊憹一症。似吐非吐。心中不寧。煩悶懊憹。煩躁兼有莫可名狀。此因汗下失宜。邪氣搏于心胸故也。仍作半表半裡之證。如無表不必散。如無裡切勿攻下。止

在師執吐法。乃爲高手

可用吐之之法。一涌之則邪熱痰水一時盡出。心胸清淨。此爲上策。

懊憹症應用之方

梔子豉湯 吐法　梔子厚朴湯 除煩

大陷胸湯 結胸者用　小陷胸湯 痰火

甘草瀉心湯 虛煩　瓜蒂散 吐痰

出煩躁症訣

煩躁兩途單或雙。煩屬呻吟躁不寧。

陽煩陰躁輕重異。煩應汗下躁應溫。

陽明府症有躁怒以火陽極似陰也宜下

煩症屬陽言胸膈不暢莫可奈何故呻吟也躁症屬陰故言心中不安起動不止也然躁則必兼煩煩則多不兼躁也凡一切陰陽病症皆有煩症不皆有躁症卽雖外感之初未經汗下之症不拘輕重必見煩症故謂煩症輕然有虛煩有實煩有陰躁而無陽躁治之之法看其兼之之症屬於三陽經煩者可汗可吐其在陰經煩者可下可淸其躁症在陽明者可下可淸其躁症在三陰者可温但躁無陽躁其有躁者卽如陽明府症燥怒者獨有之其餘陰躁止見起動

不止。默默不言。此亦大危之症也。

煩躁症應用之方

大青龍湯 太陽夾熱　小建中湯 虛煩

梔子豉湯 虛煩不眠　柴胡桂枝干姜湯 少陽煩

干姜附子湯 陰躁　梔子厚朴湯 煩熱

小承氣湯 陽明　白虎人参湯 暑煩

白通湯 陰躁　猪膚湯 少陰煩　甘草瀉心湯 煩熱

調胃承氣湯 煩熱　吳茱萸湯 厥陰躁煩欲死

大陷胸湯 結胸煩　茯苓四逆湯 煩厥

烏梅丸厥陰煩躁　竹葉石羔湯暑煩

黃連阿膠湯少陰煩

收水氣症訣

水氣一症、主停水。陰水陽水總有之。

或停胸腹。或皮肉。或溢或散或分消

水氣之症、多因於飲水。水不運行。停鬱爲濕。然有陰水陽水。或在皮或在腹。或成濕或成黃疸或成腫滿。或成痞。爲症不一。故仲景立方亦不一。然屬太陽居多。脾家有之。陽明有之。少陰亦有之。故謂陰水陽水

總有之者也水腫自腰以上可汗之腰以下可利小便

水氣症應用之方

五苓散 停飲消渴心下停水水逆表不解者　牡蠣澤瀉湯 腰下水氣

麻黃連翹赤小豆湯　生薑瀉心湯 痞氣

小青龍湯 風水表不解者心下停水嘔逆　茯苓甘草湯 水飲不渴

茵陳五苓散 黃疸　茯苓四逆湯 水厥

赤石脂禹餘糧湯 水利泄　茵陳湯 黃疸

桂枝去芍加苓朮湯 表未解無汗

附心悸症訣

心悸原來陽本虛。多因飲水、水停居。
利水補陽惟兩法。五苓苓草建中該。
腎與膀胱、爲水府。責在二經病自驅。

心悸之症。陽氣虛衰。水氣上凌于心。故致驚悸也。初因飲水過多。不能運化。停蓄於胸膈之中。或成奔豚。其氣上衝而悸者。或心上悸。或臍下悸。治法惟以補虛。利水。自愈矣。

心悸應用之方

茯苓甘草湯水氣　小建中湯虛中　五苓散水氣
炙甘草湯陰虛　小柴胡湯少陽　苓桂术甘湯水氣
真武湯腎虛寒　柴胡加龍骨牡蠣湯驚悸
桂枝去芍藥加蜀漆龍骨牡蠣救逆湯誤治

小狂症訣

狂症分明盡屬陽。莫將顛症認爲狂。
熱渴便閉多動怒。脉實痰火血應當。

經曰、重陽則狂。重陰則顛。癲狂二症。陰陽虛實不同。故謂莫將顛症誤爲狂症治也。但狂由于陽明胃火鬱蓄而成此症。多兼大便硬閉、多力多怒不睡。與陽症之条參看。夾痰、夾瘀、夾火、分症治之可也。

狂症應用之方

白虎湯 清胃火　大承氣湯 大下　桃仁承氣湯 清瘀

附譫語鄭聲症訣

譫語、鄭聲語不倫。症屬陽邪、表裡分。
初病惡寒、須散表。日久潮汗、裡症真。
鄭聲、遺音不得正。虛陰之症、也須聞。

譫語者、狂妄不避親疏。胡言亂語也。此乃陽邪之症。

然初病便見發熱手足冷其病在表可散表清裡者
治若日久始見譫語是爲熱邪傳裡又當攻下或用
大苦大清矣然此症因血因痰因食滯總能致此不
獨陽邪也臨症辨之至于鄭聲乃造音不正言語輕
微如童子故意放偏之聲此屬虛症陰症仲景曰實
則譫語虛則鄭聲學者辨之

譫語鄭聲應用之方

白虎湯 宜清　小承氣湯 宜小下

白虎人參湯 虛熱　柴胡龍骨牡蠣湯 驚狂

鄭聲論內無方、大約看其所虛而補之、至于氣虛血虛論內皆有成方、擇用可也、

附不眠症訣

不眠屬熱三陽多。少陰火擾亦為波。
三陽和解皆清火。陰火滋之陰自和。

不眠之症、全屬陽症、然三陽經症府症均有之。少陰水少火盛亦有之。心實虛火實火並有之。治法和解清潤可也。外感症陽盛則醒。陰盛則寐。不可不識。

不眠症應用之方

少柴胡湯 少陽火　猪膚湯 少陰火　梔子豉湯 [illegible]火

梔子豉加甘草湯 煩熱　陽旦湯 太陽

竹葉石羔湯 虛煩暑熱　白虎湯 陽明

黃連阿膠湯 少陰　葛根黄芩黄連湯可擇用

炙甘草湯可擇用

叹欲寐症訣

欲寐之症屬少陰。再合身微脉細尋。

倘逢踡卧非輕症。陰症逢之即驚心。

熱蘊風濕亦似此。脉實有神須再斟。

欲寐之症，惟少陰一經之病。倘再見身涼脉細踡卧，已係少陰之陰症，急急溫之，或有可救，遲誤二日則不及矣。或身熱欲寐，此為太陽少陰合病。但凡欲寐，得身熱脉大浮實滑數，則不妨。何也？常有陽火薰心，迷迷昏昏者有之，風溫身倦欲寐者亦有之。但驗其醒時之精神，定其陰陽可也。

欲寐症應用之方

附子湯　陰邪　　麻黃附子細辛湯　少陰夾太陽

大承氣湯　陽邪　　麻黃加白朮湯　身熱身痛欲寐無汗者

陽症欲蘇請火之劑於陽明內之方擇用

收昏冒症訣

昏冒凡病也非輕。傷寒胃火薰君心。

或用瀉心或承氣 若然陰症少能生

昏冒者謂冒昧昏迷無精神無氣力殊非欲寐之比。傷寒初病火氣薰心熱勢蒸騰所致者可以瀉心承氣白虎之類救之若表症身發熱惡寒則散之猶可治也至若神不守舍陰症陰脉而得昏冒之症大凶之症矣

昏冒症應用之方

大承氣湯大熱　白虎湯陽明　大黃黃連湯

瀉心湯心火　竹葉石羔湯暑熱　梔子豉湯上熱

卅盜汗症訣

盜汗分明屬少陽。熱居氣血細加詳。

汗多定是傷陰血。清火滋陰和解安。

盜汗者。汗出如盜人。醒則退。寐則來。此屬半表半裡之症。處于半陰半陽之間。夫汗屬陰。人之寐則陰盛。故從陰而出。人若醒。則陽盛。陽盛則陰退。故汗亦退也但傷寒之有盜汗必屬熱症決無寒症矣太陽陽明皆無盜汗凡盜汗必屬少陽少陽爲半表裡之經故有盜汗固然盜汗屬熱但熱伏在氣分伏在血分亦不可預料爲憑脉症參合爲是然治法必以清火和解滋陰三法亦可槩之矣

盜汗症應用之方

大柴胡湯 熱實宜雙解

人參白虎湯 宜清火

小柴胡湯 宜和解

柴胡合白虎湯 少陽夾熱者

小承氣湯 熱實宜下者

炙甘草湯 陰虛者宜滋陰

血熱者加生地赤芍丹皮地骨

氣熱者加芩連

卝黃疸症訣

黃疸陽明或屬脾。濕熱、濕寒分陰陽。

內外分消或利濕。水氣得去自無殃。

黃疸之症。雜症門則有數種。惟傷寒止分陽明與脾二者而已。須辨濕熱、濕寒。以定其陰陽治法。如皮色鮮潤。正如金橘。或發渴。小便短赤。此屬陽症之黃。宜清利。或宜發汗。如皮色晦滯暗黑。不渴。大便溏。此是

陰症之黄脾濕者也宜燥土滲濕仍兼脉症虛實則善矣○如身熱無汗則發汗小便短澁則利小便

黄疸症應用之方

麻黄連翹赤小豆湯 濕熱用汗　五苓加茵陳湯 濕熱利小便

梔子栢皮湯 濕熱　理中湯 燥濕雜濕陰黄

茵陳湯 濕熱用下　真武湯 陰黄

五苓散 風濕　麻杏石甘湯 雙解○合大承氣湯可作内外

憶予初未習仲景時見有陽黄身熱大便結諸医皆以四苓茵陳不效吾以防風通聖而效今知仲景之

麻黃湯減桂枝。合大承氣湯。更勝於防風通聖湯。予故以所謂仲景無方不備者。可以不必他求也。

此發厥證訣

厥症、手足氷冷說。陰陽俱有、分定奪。
熱深厥深、清下之。初病散表、陰溫決。
從陽傳來、作陽厥。陰寒卽厥、為陰厥。

此發厥症、非厥陰之例也。指言手足氷冷、卽名厥症者也。不拘病之新久、輕重陰陽。皆有此症。因人之手足、各有三陽經脈。從此起止。不應厥冷。為因脈中陽邪與及陰邪一時團聚阻塞陽氣不能流通不得接續則手足厥冷矣經曰手足逆冷陰陽不相順接故也傷寒初病有之日久亦有之陽症有之陰症亦有之然而陽症之在表者一經散表則愈或胸中邪氣不壅陽氣得通手足亦能自熱如陽症之在裡而厥則要清火攻其邪始能不厥所謂厥深熱亦深至于陰寒之厥須要温經其餘厥陰中有寒厥熱厥少陰中有寒厥無熱厥太陰則無厥至于水厥蚘厥亦當細辨

厥症應用之方

四逆湯陰寒之厥　大承氣湯熱深厥深

四逆散陽熱之厥　通脉四逆湯少陰陰厥

茯苓四逆湯水厥　甘草干羌湯寒厥

小柴胡湯熱厥　麻黃湯表寒厥　當歸四逆湯厥陰寒厥

桂枝湯初病中風手足冷、最善者莫如生羌一兩上好洋參一兩

收胸滿症訣

胸滿表邪傳入胸。痰涎壅塞吐當鬆。

責痰責火居胸膈。陷胸梔豉等湯攻。

胸滿一症。例入太陽。蓋多因誤行攻下。表邪乘虛上逆。挾痰挾水。壅結于胸故也。輕者滿而不痛爲胸滿爲痞。滿重者滿而加痛爲結胸。胸滿雖入太陽。而少陽陽明經脈。亦皆到胸。均可致病。但邪居胸中。乃至高之位。既不可汗。又不可下。惟是涌吐一法。則所有痰火水氣。一涌而出。其病立愈矣。經曰。高者越而出之是也。

胸滿症應用之方

瓜蒂散 寒熱飲雜合者

梔子豉湯 上滞宜吐

小陷胸湯痰火　小柴胡湯和少陽
柴胡加龍蠣湯痞結　柴胡桂枝干羌湯似結胸
黃連湯和辨　柴胡加芒硝湯宜下

附結胸證訣

結胸居上項如痓。居下腹硬旁實全。
小結痞胸按始痛。陰結夾寒藏結凶。

結胸則甚於胸滿。亦多由太陽誤下而來。然亦有不由於誤下。而由于陽邪太盛。夾痰夾水而成者。其症要辨上下緩急。症之全偏不全偏。如脈浮頸項強如

柔頸狀胸以上更滿更硬此則結之在上者治法宜
緩宜以大陷胸丸若脉浮實心下至小腹硬結如石
則爲結之在下者攻之宜急宜大陷胸湯至於上下
兩旁脇腰俱滿則爲結胸症全備者死症矣凡治大
結胸則當大陷胸湯始克有濟如遲疑不决僅以小
陷胸湯以治大結胸之症又或用藥輕少雖治亦猶
未治凡滿硬不按則不痛名小結胸若滿硬不按亦
痛是名大結胸又有陰結藏結二名陰結則屬寒症
藏結則是虛症治法與大結胸廻異各有成方經曰

寒實結胸無熱症者與三物白散是謂陰結者也經曰何謂藏結如結胸狀飲食如故時時不利此名藏結惟藏結論內未設成方然當照活人書所議以溫補之法為善今人動以結胸視為死症不敢照用大陷胸之方誤死亦多論內載論結胸症一云結胸症悉煩躁者死未嘗遽謂結胸即死也聖人立症立方必有成見其如後人不敢信用仲景之方雖信之而又減少分兩雖信猶不信相等

結胸應用之方

大陷胸湯 大結在下 三物白散 寒實結胸
大陷胸丸 大結在上 甘草瀉心湯 初欲結者
瓜蒂散 未成者 生姜瀉心湯 初欲結者
梔子豉湯 未成者 柴胡桂枝干姜湯 少陽
桂枝去芍藥加茯朮湯 似結胸 小陷胸湯 小結胸者
柴胡加芒硝湯 滿嘔晡潮

又腹滿痛症訣

腹滿痛症、有表裡。寒熱陰陽、上下觀。

下痛多寒、上主熱。陽明居上、太陰寒。

或滿不痛或滿痛。　少陰少陽症要看。

凡腹步位除太陽一經不到外其餘五經皆到於腹故五經皆有腹滿痛症當有表裡陰陽寒熱之分凡痛從上而下主寒痛從下而上主熱腹滿主熱腹痛多主寒腹滿乃太陰主病心下滿乃陽明主病腹上滿痛陽明主之臍至少腹太陰主之或有滿而不痛或滿而痛或大滿或大實大痛皆有陰陽之異欲辨其陰陽則當視其有渴有熱有潮熱有黃疸有下利膠穢則為陽症若下利不渴不熱舌無胎無一切熱

症即是陰症辨別亦不難然必要脈症經均有此症為要。金匱又腹滿痛症。兼下利者宜溫中以理中湯。兼便閉者。宜厚朴三物湯。即小承氣

腹滿痛症應用之方

大承氣湯 大實急下　桃仁承氣湯 瘀血

小建中湯 中虛痛　理中湯 太陰寒症

梔子厚朴湯 熱氣痛滿　炙甘草湯 虛痛

茵陳湯 陽滿　抵當湯 血結痛　小柴胡湯 小腸痛

桂枝加芍又加大黃湯 太陰熱滿　燒裩散 陰陽易痛

真武湯外熱內寒腹痛　小青龍湯水氣腹痛
豬膚湯少陰陽邪腹滿　朴薑半草人參湯

又痞滿症訣

痞滿不痛結胸痛，總因誤下邪上湧。
結胸自有陷胸湯，痞滿擇諸瀉心用。

痞滿一症，不能定其部位，或上或下，或偏或正，或大或小，或軟或硬，然其形亦不一。太陽有之，少陽亦有之。然據於胸部高位，成塊，按之亦不痛，則異於少結胸。此症亦多因誤下之後，邪氣乘虛上湧，則結於胸際此是屬于太陽當擇瀉心湯治之若在腹在脇則屬少陽痰水結聚者也少柴加牡蠣之症也總之治痞之義去痰去水去火降氣諸法而已又須察其兼嘔兼利兼熱兼寒以核陰陽

痞滿症應用之方

甘草瀉心湯 下利傷氣成痞

生薑瀉心湯 傷食下利成痞

半夏瀉心湯 痰嘔成痞

桂枝人參湯 虛痞

附子瀉心湯 外惡寒內有痞

大黃黃連瀉心湯 痞內熱

赤石脂禹餘糧湯 痞而利

大柴胡湯 痞硬嘔吐

大承氣湯痞滿實躁　十棗湯水氣痞

小柴胡湯少陽痞滿　旋覆代赭石湯痞利噫氣

論心下滿痛症訣

心下滿痛火痰食。或清或散或分消。

病因居上多宜吐。瀉心梔子儘能療。

心下滿是獨言心之下滿。不涉乎腹也。因心下是陽明部位。腹乃太陰部位也。兩脇是少陽部位也。心下滿雖陽明之位。但太陽之病居多。何也。心為氣海清陽之位。本不應滿痛。多因太陽邪熱挾痰挾水鬱爲病。故有蹟則滿。滿則痞。硬痞硬則痛。有將成結胸之兆。及早治爲善。然高者越之宜用吐法其餘則消之和之。切勿用下法。

心下滿痛應用之方

甘草瀉心湯 心下痞　　梔子厚朴湯 心煩滿

生薑瀉心湯 心下痞噫　　梔子干薑湯 心中

苓桂朮甘湯 心下逆滿氣衝　　柴胡桂枝湯 表邪心中結痛

小靑龍湯 心下水氣干嘔　　半夏瀉心湯 滿而不痛虛痞

附子瀉心湯 心下痞　　桂枝去芍加苓朮湯 下後心滿痛

瓜蒂散當吐痰水　十棗湯心硬伏飲

大柴胡湯痞硬嘔吐發熱

　　从脇滿痛症訣

脇滿痛症半表裡。少陽之經、諸柴和。

要識表多或裡多。和解清散應忖度。

身側兩旁謂之脇、少陽之經脈管屬。故脇滿脇痛皆

少陽之症。少陽為半表半裡之經、汗吐下三法皆不

可用。惟以少柴胡湯加減和解之法而已。亦要分其

表多裡多。寒多熱多、為可。又如兼有寒熱頭痛是表

表多宜柴胡桂枝湯如夾熱是裡多宜清火宜大柴胡湯大凡脇部雖是少陽然少陽與肝爲表裡治脇之藥將小柴胡湯另加芍藥青皮鬱金元胡之類亦當斟酌

脇滿痛症應用之方

小柴胡湯 少陽　柴胡桂枝湯 夾惡寒

柴胡合白虎湯 少陽夾火　大柴胡湯 夾裡

柴胡加芒硝湯 少陽燥　十棗湯 胸脇滿痛伏飲

生薑瀉心湯 太陽　柴胡桂枝干薑湯 少陽太陽

脇滿可加之藥青皮黃連胆草龍薈丹皮元胡牡蠣川弓歸尾黃芩半夏隨宜加之

附奔豚症訣

奔豚少腹似豚衝。誤下桂枝加桂功。
汗下飲多臍下悸。苓桂棗甘瀾水冲。

奔豚一症因形而得名。乃腎家之積也。皆由腎氣衰。不能運消其水而成。是指有形象者而言。然腎家虛。其氣上衝。是指無形者亦有之。但有形者猶輕。無形者更重。有形責在痰水。故易治。無形者責在腎氣虛

哀難於奏效論內一言水邪一言壞症誤用針者金

匱另有方症叅合可也

奔豚症應用之方

苓桂棗甘湯 水飲水邪　桂枝加桂湯 誤針而致者

凡便硬症訣

便硬議攻分緩急　虛閉津枯倒不入

表解身熱汗淋漓　陽明急下症應及

外感以觀大便而驗寒熱陰陽最準倘熱邪盛煎于

津液一定結硬分其緩急以行攻下莫謂一硬即攻

其中初硬後溏。先硬後軟。總不可擅攻。又如平素陰虛血少。津液本少。而大便素硬者。老年虛秘而結者。亦不可攻也。設使表症既除。身熱汗多。而閉結腹滿者。津液有自盡之虞。此則急以大承氣湯攻之。宜早誠恐緩不及者也。

便硬症應用之方

大承氣湯大實滿　麻仁丸潤腸　小承氣湯便硬

導法煎蜜不傷胃　調胃承氣湯和胃躁

下利症訣

下利陰陽表裡分　下重用攻不渴温
晟應利水盡收澁　三陰陽火細心斟
下痢脉大發熱死　脉微雖熱不死云

下利一症有表裡有陰陽三陽有下利者三陰亦有下利者但看所下之情或水瀉或裡急後重以辨其陰陽如膿血膠粘黃赤裡急後重如清稀水瀉此陰陽寒熱大可分也倘有完谷不化寒症居多然亦要知其火盛之極邪火不能杀谷也下利清水人亦謂其寒豈知少陰之中所下純是清水此乃胃中邪火

廹責津液而出係入急下之症大要留心察辨三陽之内有風水濕熱但利濕疎風則可惟三陰之中則大寒大熱非四逆大承不能挽救不可不知且表症仍當發表陰症忌發表宜溫經

下利症應用之方

桂枝加茯苓（表邪夾濕利）　小柴胡湯加茯苓澤瀉（少陰濕熱利）

小青龍湯（風水下利）　五苓散（風濕下利）

葛根黃芩黃連湯（熱利）　桂枝人參湯（虛瀉下利）

生姜瀉心湯（傷食下利）　甘草瀉心湯（傷食下利）

赤石脂禹餘糧湯 滑脱　代赭旋覆湯 澁痞利

白頭翁湯 厥陰熱利　黄芩湯 少陽陽明合病下利

葛根湯 合病下利　白通湯 少陰寒利無脉

理中湯 太陰寒利　呉茱萸湯 厥陰寒利

桃花湯 少陰血利　四逆湯 完谷不化

猪膚湯 少陰熱利　大承氣湯 下利純水

真武湯 少陰寒利　通脉四逆湯 利清谷

白通尿胆湯 下利無脉　麻黄升麻湯 壞症下利

凡下利瀉下最忌脉實大與發熱因邪盛可慮也

發渴者多熱症、不渴者必寒症、

然腹中雷鳴、又完谷不化、

腹內雷鳴、胃不和。生姜甘草瀉心多

完谷不化、胃寒極。瀉心、通脉勿遲吪。

也有邪火、不杀谷。要知常有這般病。

傷寒腹中鳴响如雷。此心胃中不和。邪火夾水上逆

擊動而鳴。仲景故立生姜甘草等瀉心湯專治之者。

至于完谷不化。論內止議胃寒三陰之病、以理中四

逆等輩。然吾常見邪火盛極。不能杀谷、隨食隨出者、

責在火盛。宜以甘草瀉心湯。若甚則用大承氣湯

腹鳴谷不化應用之方

甘草瀉心湯 傷氣腹鳴　吳茱萸湯 胃寒嘔腹鳴

生薑瀉心湯 傷食腹鳴　通脈四逆湯 完谷不化寒極脈微

四逆湯 陰寒谷不化　大承氣湯 邪火谷不化

附小便不利症訣

小便不利有表症。桂枝苓朮五苓應。

濕熱居多津竭少。發黃濕鬱陽明經。

傷寒小便不利。大約四種。其始表邪夾濕。水谷不分。

大便利小便少者有之停飲不化水不運於膀胱而小便不利者有之陽明濕熱水停於皮膚肌肉發黃疸而致小便不利者有之大發汗大攻下大嘔吐等之後津液干竭而致小便少者有之治法去水濕養津液而已

小便不利應用之方

五苓散 風水　桂枝加五苓散

桂枝去芍加苓朮湯 風濕　茯苓甘草湯 水飲

梔子柏皮湯 皮水　小青龍湯 風寒下利小便不利

茵陳湯（濕熱）　小柴胡湯（虛熱）　真武湯（寒濕）

桂枝加附子湯（津虛）　甘草附子湯（風濕）

51 蓄血症訣

蓄血硬滿或狂黃。小便若利攻之當。

皆因失表瘀爲結。桃仁承氣抵當湯。

蓄血之症。皆因太陽之初發表不散。以致隨經之熱。鬱而成瘀。瘀多結于膀胱。小腹結硬。其人如狂。小便利。卽是蓄血。宜散瘀。

蓄血症應用之方

桃仁承氣湯合脉　抵當湯蓄血

列衂血下血症訣

衂血外感是表熱。疏表凉血藥可啜。
太陽失表因致衂。熱隨血減疾愈决。
下血亦因內畜熱。大便是稱協熱利。
小便出云是血淋。無非清火凉血事。

凡熱傷陽絡則血上溢。熱傷陰絡則血下行。外感之衂。多因太陽瘀熱而成。有衂血之後則身凉病解而愈者。有隨衂隨熱。無汗脉浮緊。仍要麻黃發表者。至于下血。亦因陽邪而來。大便出者。是名協熱痢。小便出者。名血淋。皆宜清火凉血之劑。

衄血下血症應用之方

白頭翁湯 協熱痢　桃仁承氣湯 瘀血

四逆散加生地丹皮 清火凉血

婦熱入血室症訣

熱入血室、如瘧狀。寒熱往來、似少陽。

譫語循衣、如見鬼。病肝同膽、小柴當。

男人亦有血室病。或爲畜血或往黃。

傷寒熱入血室二条。是言婦人經水適來。或經適斷。熱邪入于血室。以致寒熱往來、或獨語如見鬼狀、循衣摩壁。俱以小柴胡湯主之。然可加赤芍、青皮、紅花、歸尾、鬱金之類。夫血室肝經主事。仲景立柴胡少陽之藥。因肝胆相連。治胆即所以治肝故也。然男子亦當有病入血室之症。不可不知。女子則有經血可憑。惟男子則無可執據。但見如狂似瘧。獨語循衣。亦當比例爲妙。

血室症應用之方

小柴胡湯多加凉血肝經之藥

予嘗見產後之病正與熱入血室吻合予亦全以熱入血室之法加多破血之藥而愈

紋眼目赤　目脉赤　絡蚘厥　紀喜唾

紋臍築動氣

目赤脉赤看兩症　少陽小柴瘂葛根

蚘厥烏梅丸定例　喜唾臍築理中居

目赤症入少陽宜小柴胡湯目脉赤是入瘂症宜葛根湯蚘厥症入厥陰經宜烏梅丸臍築動氣入太陰

經寒氣。宜理中湯。喜唾一症。脾腎虛寒。亦宜理中湯。
予常見喜唾白沫滿地者死。

應用之方

小柴胡湯目赤　理中丸喜唾　葛根湯目脉赤
烏梅丸蚘厥　四逆湯臍築動氣

然小便多　欲脾約　汁冒心　以耳聾

小便頻數、與脾約。津竭、麻仁、或小承。
冒心過汗、桂枝草。耳聾少陽、腎不寧。

少便多由于內火蒸逼津液下出也。脾約一症、乃因少陽陽明發其汗過度脾土剛燥熬煉渣汁約束其屎如彈丸均宜清火滋陰之劑是也胃心即了手胃心初因大發其汗致其陽虛無主故時以手拱按其心故曰胃心其神情虛慫恍景一目而知其虛者宜補陽氣為主至于耳聾一症初病者是少陽之火久病是腎家之虛也

應用之方

小承氣湯 火盛小便多　麻仁丸 脾約小便多

小柴胡湯 少陽耳聾　桂枝甘草湯 過汗胃心

小建中湯陽虛耳聾叉手冒心　炙甘草湯腎虛耳聾滋陰

四肢拘急　振振搖搖

拘急振搖血氣衰。汗多血少病斯來。

桂附甘薑煖諸散。苓桂朮甘真武驅。

傷寒四肢拘急。由於大汗亡其津血。寒集筋脉抽縮之故。振振搖一症。乃由陽衰無主。亦汗多亡其陽氣。急宜補陽。凡汗屬陰。汗出既多。固宜陰血多傷。陰去而陽亦隨之。是以汗多亦致亡陽。治亡陽之法總以溫經故也。

應用之方

桂枝加附子湯多汗漏汗拘急　苓桂朮甘湯汗後振振搖

四逆湯亡陽　甘草干姜湯陽虛拘急

燒裩散陰陽易拘急　甘草附子湯風濕拘急

當歸四逆湯汗多痓急　桂枝加葛根湯汗多致痓急

以復病　食復　勞復　色復

以陰陽易復

復病愈後又復病　食、勞、房易各名當。

只實梔豉治勞復。　食復照此加大黃。

寒熱小柴易福散。房復滋陰補血康

傷寒復病者。初愈不慎復爲風寒所病。寒熱往來者。宜小柴胡湯。勞復者。因於起動作勞復病者。宜只實梔子豉湯。食復者。因于脾胃未健強食復病者。宜只實梔子豉加大黃湯。房復者。因于愈後元氣未足。與女色交合而復病者。大宜補陰養血之劑。仲景未備色復方。症大都陰虛者。炙甘草湯。陽虛者。眞武湯。小建中湯。隨人變通。總之俗例用參茸更善。陰陽易者。爲病者愈後。與不病者交接。隨將病邪易過於不病者反得病故謂之易病宜燒裩散吾意燒裩散不效驗則用滋陰清補之藥其症有眼黑拘急皆血少也如歸芍地黃丹皮肝腎之藥爲是如炙甘草湯亦可通用如小柴胡加四物湯亦必合者

復病應用之方

小柴胡湯 風寒復　只實梔子豉加大黃湯 食復

燒裩散 易病　只實梔子豉湯 勞復

以濕症訣

濕症身疼麻术匽　黃腫鼻寒瓜蒂噓

身重難轉桂附湯。骨節疼煩甘草附。
濕熱陽明多發黃。風濕水氣膀胱計。

濕症屬於太陽陽明二經居多。脾濕亦有之。如寒濕則身疼無汗。宜用麻黃加朮湯。黃腫鼻塞。為風濕。宜瓜蒂散嗡鼻出其黃水。至于身重難轉。亦屬寒濕。宜桂附湯。骨節疼煩。乃屬太陽之經。宜甘草附子湯。陽明濕腫黃者。宜茵陳之類。又水氣風濕屬于膀胱。宜利水去濕。金匱有濕症門可參看。又當與水氣參看。

濕症應用之方

麻黃加朮湯 寒濕　梔子柏皮湯 陽明濕熱

桂枝加朮湯 風濕　五苓散 風濕　甘草干姜湯 寒濕

瓜蒂散 風水濕　桂附去桂加朮湯 風濕

牡蠣澤瀉湯 水氣腰下腫

此痙症訣

痙症、項強、似太陽。頭熱、頭搖、噤反張。

面色、熱赤、目脈赤。有汗爲柔無汗剛。

發汗過多、亦致痙。風寒暑濕各參詳。

太陽症脈浮洪數。痙多沉細沉遲當。

柔痓桂枝加葛治　剛痓承氣葛根湯
額汗淋漓腰多折　離席一掌命終亡

痓症常謂類乎傷寒太陽之症因其有發熱項强惡風寒頭痛頭搖口噤腰脊反張面色赤目脉亦赤等症然實亦由太陽之經而病者內分剛柔二種剛則因于寒而無汗治宜葛根湯柔則因于風而有汗宜桂枝加葛根湯又是太陽陽明二經合病但傷寒止因風寒痓症則不止由風寒且夾燥濕居多是以太陽傷寒中風但當脉浮緊洪大惟痓夾燥濕則脉反見

言撮切
齒為咎道

沉細沉遲即此不同傷寒之症者其間火盛如煩汗多反張斷齒必須大承氣湯然而出汗多如痙家如產婦皆能耗血皆可致痙病治法亦不同或謂痙症何以脈沉遲細因爽濕之故其脈不能浮即此可辨至于脈散眼小昏瘖額汗多反張離肩一掌大凶之兆

痙症原文備錄桂枝加葛湯方後

痙症應用之方

桂枝加葛根湯 柔痙有汗　　大承氣湯 反張介齒

葛根湯、剛痙無汗　當歸四逆湯　汗多致痙

金匱有桂枝加栝蔞湯、予以桂枝加芎歸治産後、

產家柔痙

附溫暑症訣

溫暑多由冬月來。亦須風觸熱斯開。

風欲入時熱欲出。太陽陽明兩經災。

發熱自汗太陽症。不惡寒渴陽明居。

暑濕俱有熱渴汗。溫不惡寒暑惡虛。

感風自汗寒無汗。越婢桂枝白虎培。

何異傷寒因內熱。散表清火合劑裁。

世人不習三陽症○雜医温暑兜應該○
節菴謬將九味治○誤陷病人不少哉○

温暑二症○多因冬時感冒風寒○變而不發○待至春夏○再冒風寒○觸動始發○不觸亦不得發也○其元氣壯者○久而自散○元氣弱者○終歲發也○或發於春○或發於夏○不同耳○其發必須風寒觸動○觸動之時○風寒必從太陽而入○引動其內○則內鬱之熱○必從陽明而出○專屬太陽陽明二經之病耳○然温暑二症皆有發熱汗出發渴○然發熱自汗○屬太陽也○發渴屬陽明也○但温

暑雖皆發熱汗出而渴無所分也。惟溫症不惡寒。暑症則惡寒。因暑症再冒熱邪傷氣。氣虛故惡寒。大凡溫暑雖由內熱。然亦必兼外風。風能觸之發病。寒亦觸其發病也。惟風觸者由于衛。故有汗。寒觸者由于營。故無汗。故治溫暑二症。其法相同。其有汗者宜桂枝湯加葛根。或桂枝合白虎湯。或桂枝加石羔。或陽旦湯。或桂枝加大黃湯。如溫暑無汗者。宜麻杏石甘湯。越婢湯。或麻黃合白虎湯。大青龍湯。即如偏于陽明大渴大汗。則宜人参白虎湯。承氣湯。竹葉石羔湯。

此皆仲景之方通治温暑用之不謬鈎節權汲諸仲景無温暑之方自用九味羌活湯以代之誤人不少矣但學者亦須辨清三陽之經各症于平時自無貽惑之虞矣

温暑三症應用之方

桂枝合白虎湯有汗或桂枝加石羔　桂枝二越婢一湯無汗

陽旦湯有汗　麻黄合白虎湯無汗

竹葉石羔湯陽明暑　人參白虎湯陽明大渴大汗或大承氣湯

麻杏石甘湯無汗或越婢湯　桂枝加大黄湯有汗

桂枝加葛根湯有汗　白虎加麻黃湯無汗
大青龍湯無汗　葛根黃芩黃連湯有汗

攻霍亂症訣

霍亂、風寒溼暑熱。雜合爲病、邪氣烈。
腹痛、吐利、裡病寒。表熱、惡寒頭痛別。
寒甚、脈微厥轉筋。暑多、大渴飲不竭。
不渴、吐利、四逆湯。渴須五苓溼暑捷。
治分解表、與溫中。清暑利溼、先後設。

霍亂之症、患夏秋居多、何也。夏秋之令、外熱內寒、皮虛傷洩汗甚易出風最易入陰陽不和而成此霍亂之症也霍亂者謂其上吐下利中痛撩亂不安之義然所患由于風寒暑濕寒熱夾雜陰陽混亂邪在上則吐在下則利邪在中則吐而且利寒盛則腹痛寒甚則轉筋而發厥暑盛則渴濕盛則不渴在表者則頭痛發熱惡寒治宜發表在裏者寒則溫之濕則利之暑熱則清之亦不能備指其一症如吐利而渴是濕是熱宜五苓散如吐利不渴是寒宜理中四逆有汗發表宜桂枝湯無汗發表宜麻黃湯暑熱盛大渴

者宜人参白虎湯學者審其表裡度其陰陽隨其偏而治之

霍亂症應用之方

理中湯 陰寒吐利不渴

四逆湯 陰寒吐利不渴轉筋

人参白虎湯 裡症大渴暑熱盛

桂枝湯 表症有汗惡寒

麻黃湯 表症無汗惡寒

五苓散 渴而小便不利

霍亂凡陰陽難辨之處以汲新水飲試之陽症則喜飲陰症則作惡吾嘗以陰陽水與霍亂腹痛症飲之立愈者亦必陽症者可矣濕症則斷斷不喜

水。則可知

予又嘗以桂枝合五苓散、加藿香極效、

于霍亂不吐利、但腹急痛者、以淡鹽湯與飲、令吐

則痰水共出亦妙、

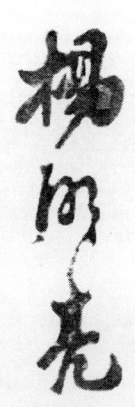

广州中医学院
图书館
图　书

广州中医学院
图书館
图　书

嶺南醫學叢書

方訣序

或曰世人畏用仲景方。譬如某山有虎。旧誠不行。令子獨敢力辨其無。設有聽子入山遇虎。其若之何。曰。予固籌之熟矣。能保無虎矣。但慮入山者不識路徑。或有險阻。則不可量。予故於方訣之後。註明藥品訂定分兩。錄該方治証之原文。但須學者審証對方。必無差謬。果有誤人之方。亦不成爲醫聖之方。且醫宗金鑑亦何必首將仲景之書。示爲醫宗乎。請思醫宗一書。豈徒具文之書哉。醫治百姓如此。醫治天子

亦如此者。予嘗曰。但慮認症之不眞。不須慮方之克
險加減輕重學者酌量。聖人立法可以使人規矩。亦
不能使人巧。要知傷寒之方。以仲景之方爲正可也
予今編此方訣。果能宗之。有功無損

東莞陳煥堂自序

傷寒全方目錄卷七

太陽經內之方

卄 梔子干薑湯　　　卄 桃仁承氣湯
作 抵當湯　　　　　收 丸
收 大黃黃連瀉心湯　〡 附子瀉心湯
吐 甘草瀉心湯　　　吐 生薑瀉心湯
收 半夏瀉心湯　　　炸 赤石脂禹餘糧湯
火 代赭旋覆湯　　　汁 大青龍湯
汇 桂二麻一湯　　　汉 麻桂各半湯
炤 桂二越一湯　　　火 小青龍湯
汴 干薑附子湯　　　汇 茯苓四逆湯

陽明經內方

少陽經內方

太陰經內方

少陰經內方

附子湯　四逆湯
白通湯　白通加尿胆湯
真武湯　通脉四逆湯
四逆散　吳茱萸湯
黃連阿膠湯　猪膚湯
甘草湯　甘桔湯
半夏散湯　苦酒湯
桃花湯

厥陰經方

合併病方

復病方

壞症方

陽旦湯　陰旦湯

甘草干姜湯　芍藥甘草湯

麻黃升麻湯　柴胡加龍骨牡蠣湯

桂枝加桂湯　桂枝去芍藥加龍骨牡蠣救逆湯

桂草龍蠣湯

痙症方

葛根湯　桂枝加葛根湯

濕症方

[illegible]桂枝附子湯

[illegible]甘草附子湯

[illegible]又去桂加白朮湯

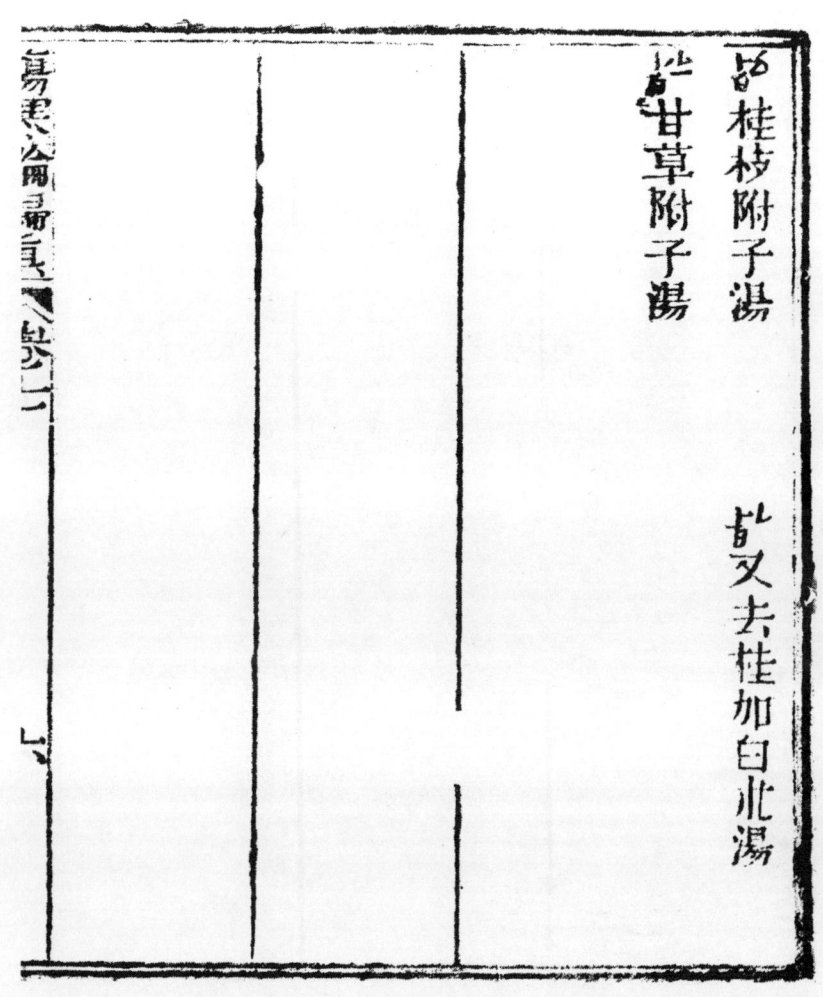

讀法

訣內必將方藥味一一指明不敢遺失一味

一訣內必指明該方專治之症故爲問方知症

一方分别三欵一曰方訣是包概藥味治症者一曰論方藥是抄錄原方藥味分兩煑法服法一曰方治原是錄方所治之症論內原文

一將原方分兩註明又註訂定合用分兩原方一劑分作三服今訂定分兩乃訂一劑一服者原方每味藥一兩比今實應六錢爲合原方一劑又分三

服今人一劑作一服又止三分之一故原方一兩今訂二錢爲合其間藥性太猛者仍量減少如半夏麻黃是也其間藥味平淡無力者增多些如茯苓桂枝人參是也

今人以桂枝過於辛溫豈知桂枝平淡微甘微見辛氣微辛則不甚溫又不甚發可知愚每服必須四錢始見其效如無生羌五六錢佐之猶恐其無力以驅邪者學者不可不識也

先師所立各方因風立風因寒立寒三陰三陽正病

合病、立個規矩繩墨者、雖有汗下溫清等一十六法、計得一百一十六方、未曾另立夾痰夾食等夾雜之方、倘有風寒夾雜之症、當加夾雜之藥、亦不必拘定原方、莫謂先師立方不齊、棄而不用、反用俗方、是舍蘇合而取蜣螂矣、

一凡湯頭下論內、抄白刊刻有錯者、可見医宗金鑑核之、

傷寒問方知症歌訣

一○桂枝湯訣

桂枝首治太陽風○芍藥、桂枝、草、棗、羌○

脈浮、汗出、身發熱○頭痛、惡風、項脊強○

於今增其加減法○外感百病合商量○

桂枝三兩訂五錢　芍藥三兩訂五錢　炙草二兩訂二錢

生羌三兩訂三錢○大棗十二枚訂四枚

用水一碗半煎至八分溫服、服後飲稀粥一碗○

以助藥力取微微汗出愈中風症本來時有汗時無汗身常滋潤不似傷寒身常干燥者比服此藥後無汗者要有汗出有汗者要止汗為合服此不見效一日之內可服至三劑古人原以一劑分三服今訂少其數故以一劑一服或慮生羌三錢恐辣難服因此方炙草大棗係大甜桂枝微甜合之總不見辣而見甜耳照此分兩合為一劑予自試之多驗矣

加減法

嘔者加半下、陳皮各三錢。

夾食者加山查、神曲各三錢。

氣喘者加杏仁、厚朴各三錢。

頭痛者加羌活二錢。

夾熱者加黃芩三錢。

渴、小便不利、合五苓散。

渴而小便利、合白虎湯。

溫症、合白虎湯。

咳嗽、加蘇梗、薄荷、杏仁。

夾濕加茯苓、白朮各四錢、

濕黃加茵陳八錢

論曰。太陽中風。陽浮而陰弱。陽浮者。熱自發。陰弱者。汗自出。嗇嗇惡寒。淅淅惡風。翕翕發熱。鼻鳴干嘔。者。桂枝湯主之。

論曰。太陽病。頭痛。發熱。汗出。惡風者。桂枝湯主之。

論曰。病人藏無他病。時發熱。自汗出。而不愈者。此為衛氣不和也。先其時發汗則愈。宜桂枝湯。

論曰。太陽病。發熱。汗出者。此為營弱衛強。故使汗出。

欲救邪風者宜桂枝湯論內用桂枝者二十餘条、不能備錄。但此方乃仲景得意之方、氣分之藥。如氣虛、可加附子、人參、黃芪、飴糖、干姜、白朮。氣盛者、可加朴、杏、芩、連、石羔、大黃、乾葛、知母。百病皆宜。

刂〇桂枝加附子湯訣

桂枝湯加附子湯。　發汗遂漏汗不息。
惡風拘急小便難。　風邪未退亡津液。

桂枝湯內再加附子貳兩。訂三錢
用水碗半。煎至七分大溫服。

論曰太陽病發汗遂漏不止其人惡風小便難四肢微急難以屈伸者桂枝加附子湯主之

此症初因誤發大汗汗漏不止而表邪仍然不解如表邪解是應慮其亡陽急宜四逆湯者矣

川〇五苓散訣

五苓澤朮二苓桂　脉浮熱渴便不利
又治渴飲吐水逆　桂與桂枝內外使

澤瀉一兩六錢訂三錢　茯苓十八銖訂三錢　豬苓十八銖訂三錢
白朮十八銖訂三錢　桂半兩訂一錢　桂枝訂三錢

此方原作散服每服方寸匕多飲溫水取汗今訂用湯服用水碗半煎一碗大溫服取汗如身熱惡寒宜用桂枝身不熱者宜用桂不拘飲盛熱盛務須小便不利者始合

論曰太陽病發汗後大汗出胃中乾煩躁不得眠欲得飲水者少少與飲之令胃氣和則愈若脈浮小便不利微熱消渴者五苓散主之

論曰發汗已脈浮數小便不利煩渴者五苓散主之

論曰中風發熱六七日不解而煩有表裏症渴欲飲

水，水入則吐者，名曰水逆，五苓散主之。

論曰：小便不利，渴者，五苓散主之。

又○麻杏石甘湯訣

麻杏石甘汗下後，喘而無汗大熱候。

原書有汗熱不大，何取麻黃石羔湊。

錯簡古來皆錯解，移那無字天然就。

麻黃四兩去節訂五錢　杏仁五十枚去皮尖訂二十枚　甘草炙二兩訂三錢

石羔半斤碎綿裹訂二兩

用水碗半，煎麻黃至一碗，去白沫，內諸藥再煎

至八分溫服

論曰發汗後不可更行桂枝湯汗出而喘無大熱者可與此湯

論曰下後不可更行桂枝湯汗出而喘無大熱者可與此湯

愚意麻杏石羔湯即麻黃湯減桂枝又即金匱之返魂湯加石羔夫麻黃返魂皆爲無汗而用者何以此症有汗亦敢重用耶又大青龍白虎均以石羔清火而得名此症無大熱何敢重用且據原文

汗下之後。汗出而喘。無大熱。似係極危之症矣。尚敢再用麻黃石羔大發大清之藥乎。此二條必係錯字。千古而不悟者。試將無大熱之無字置於桂枝之下。卽係下後不可更行桂枝湯。無汗出而喘。大熱者。與此湯。則症與方的當。不易也。何也。無汗出而喘。麻黃合用也。大熱者。石羔合用也。況且論內與金匱。從未見有汗出用麻黃無熱用石羔之例。又可知也。

分○十棗湯訣

十棗芫花甘遂戟、發熱汗不惡寒、
頭痛、心硬引脇痛。乾嘔短氣伏飲惡。

又

十棗芫花甘遂戟。中風、表解、不惡寒。
汗漿發熱頭時痛。心硬引脇痛難安。
干嘔、短氣、便不利。痰緣伏飲也爲愆。

芫花熬　甘遂　大戟　大棗十枚擘

又三味等分、各別擣爲散、以水一升半、先煑大
棗十枚、取八合、去棗查、內藥末、強人服一錢匕、

弱人半錢匕溫服之平旦服若下少病不除者
明日更服加半錢得快下利後服糜粥自養此原文
論曰太陽中風下利嘔逆表解者乃可攻之其人漐
漐汗出發熱有時頭痛心下痞硬滿引脇下痛干
嘔短氣汗出不惡寒者此表解裡未和也十棗湯
主之不利指小便不利始合飲症

上○桂枝人參湯訣

桂枝人參理中桂　太陽數下協熱利
利下不止心痞硬　表裡不解此所謂
表下利不止而心下痞硬方

人參三兩訂六錢　白朮三兩訂六錢　干姜三兩訂六錢
甘草炙四兩訂六錢　桂枝四兩訂六錢
右五味訂用水三碗先煮四味取碗半內桂再
煮取八分溫服日二服夜一服　此方即理中湯加桂枝
論曰太陽病外症未除而數下之遂協熱而利利下
不止心下痞鞕表裡不解者桂枝人參湯主之
此因誤下成痞協熱利表症仍然不解者
十○葛根芩連湯訣
葛根芩連湯甘草○　誤下太陽利不好

喘下利不止而脈促

治汗方

傷下而脈促胸滿方惜了汗出惡寒方

脈促是因表未除。喘而汗出此方保。

葛根半斤 訂一兩　黃芩三兩 訂五錢　黃連三兩 訂三錢

甘草炙二兩 訂三錢

訂用水一碗、先煮葛根至碗半、再內三味、煮取八分、溫服、日一服、夜一服、

論曰太陽病桂枝症、醫反下之、利遂不止、脈促者、表未解也、喘而汗出者、葛根芩連湯主之、

三○桂枝去芍湯

又○桂枝去芍加附湯訣

桂枝去芍又加附　均治太陽誤下存

下後脈促胸滿者。　汗出惡寒加附當

桂枝五錢　甘草二錢炙　生薑三錢

大棗四枚　附子三錢

用水碗半煎八分温服

論曰、太陽病下之後、脈促胸滿者、桂枝去芍湯主之、若汗出微惡寒者、去芍加附湯主之、

十〇桂枝加朴杏子湯訣

桂枝加朴杏子湯。　下之、微喘、表不解。

其氣上衝與喘家。 通用此方病可快。

桂枝湯原方、另加厚朴二兩訂三錢、杏仁五十個訂餘二十個

依桂枝方法、

論曰太陽病下之、微喘者表未解也、桂枝加朴杏子湯主之、喘家作桂枝湯加厚朴杏子佳、

論曰太陽病下之後、其氣上衝者可與桂枝湯方用前法、若不上衝者不可與之、

一〇瓜蒂散訣、

瓜蒂豆豉桂枝証。 頭項不痛寸浮時。

胸硬氣衝不得息　胸中有痰當吐之
寒熱雜飲正當此　亡血虛家也不宜

瓜蒂熬黃一分　赤小豆一分

二味各別搗篩爲散已合治之取一錢匕以香豉一合用熱湯七合煮作稀粥去查取汁和散溫頓服之不吐者少少加服得快吐乃止血虛家不可與瓜蒂散原文匕匙也

論曰病如桂枝症頭不痛項不強寸脈微浮胸中痞硬氣上衝咽喉不得息者此爲胸有寒也當吐之

宜瓜蒂散、

論曰病人手足厥冷脉乍緊者邪結在胸中心下滿

而煩飢不能食者病在胸中須當吐之宜瓜蒂散、

七〇大陷胸湯訣

大陷胸湯硝黃遂〇　太陽下後胸按拒〇

短氣躁煩心懊憹〇　按之石硬攻須鋭

大黃四錢一兩訂　芒硝四錢三兩訂　甘遂一錢另研

訂用水二碗煎大黃至八分內硝去渣內甘遂、

溫服取利、

論曰太陽病重發汗而復下之不大便五六日舌上燥而渴日晡所小有潮熱從心下至少腹硬滿而痛不可近者大陷胸湯主之

論曰傷寒六七日結胸熱實脉沉而緊心下痛按之石硬者大陷胸湯主之

論曰傷寒十餘日熱結在裡復往來寒熱者與大柴胡湯但結胸無大熱者此水結在胸脇也但頭汗出者大陷胸湯主之

論曰太陽病脉浮而動數浮則為風數則為熱動則

爲痛頭痛發熱微盜汗出而反惡寒者表未解也醫反下之動數變遲膈內拒痛胃中空虛客氣動膈短氣躁煩心下懊憹陽氣內陷心下因硬則爲結胸大陷胸湯主之

論曰問曰病有結胸有藏結其狀若何答曰按之痛寸脉浮關脉沉名曰結胸也何謂藏結答曰如結胸狀飲食如故時時下利寸脉浮關脉小細沉緊名曰藏結舌上白胎滑者難治○舌上白胎指結胸言非指藏結

論曰結胸症其脉浮大者不可下下之則死

論曰、結胸症悉具、煩躁者亦死、此亦字謂下亦死不下亦死

論曰、病脇下素有痞、連在臍旁、痛引小腹、入陰筋者、

此名藏結、死、

巨○小陷胸湯訣

小陷、、連半瓜蔞實、胸按始痛脉沉滑○

此症亦因心下滿○痰火結聚心窒塞○

黃連二錢一兩訂 半夏洮半斤訂五錢 栝蔞實大者一枚訂一枚取三分之一

訂用水三碗、先煮栝蔞、取碗半、去渣、內二味再、

煮取八分、去渣服、

論曰小結胸病正在心下、按之則痛、脉沉滑者小陷胸湯主之、

又○三物白散訣

三物白散巴貝桔、無熱結胸因寒實○
莫將結胸一概治、首辨陰陽為準則○

桔梗三分 貝母三分 巴豆一分去皮心熬黑研如脂此心字必係衍字

右三味為末、內巴豆於臼中杵之、以白飲和服強人半錢匕、弱者減之、病在上膈者必吐、病在下膈者必利、不利進熱粥一盃、利過不止進冷

粥一盃訂每一分可用一錢每服五分弱者四分或三分

論曰寒實結胸無熱症者與三物白散

18 ○大陷胸丸訣

大陷胸丸如陷湯。加入杏葶治項強。

結胸症如柔痙狀。下之則和蜜遂詳。

大黃半斤訂二錢　葶藶子半升熬訂二錢　芒硝半斤訂二錢

杏仁半升去皮尖熬黑訂二錢

右四味擣篩二味內杏仁芒硝合研如脂和散

取如彈丸一枚、別擣甘遂末一錢匕、白蜜二合、水二升煑取一升溫頓服之、一宿乃下、如不下、更服取下爲度、禁如藥法、

按此方所利害者、惟甘遂末一錢而已、然有白蜜二合以和緩之、實不比大陷胸之猛者、

論曰、結胸者項亦強、如柔痓狀、下之則和、宜大陷胸丸、

〇文蛤散訣

文蛤散治水結熱。　身上皮膚時起粟。

壓熱入內不得出、 意欲飲水反不渴、

文蛤五兩

即五倍子

右一味爲散沸湯和一錢七服湯用五合、

論曰病在陽應以汗解之反以冷水潠之若灌之其熱被刼不得去彌更益煩肉上粟起意欲飲水反不渴者服文蛤散若不瘥者服五苓散身熱皮粟不解欲引衣自覆者若水以潠之澆之益令熱被刼不得出當汗而不汗則煩

比〇麻黃湯訣

麻黃湯治正傷寒。無汗惡寒身痛喘。

麻桂杏甘止四味。有汗之病慎勿選

麻黃三兩去節訂五錢　桂枝二兩訂四錢　甘草炙一兩訂二錢

杏仁七十個浸去皮尖訂二十三個

訂用水三碗、先煮麻黃減一碗、去浮沫、內諸藥、煮取八分、溫服、覆被取微汗、

論曰、太陽病、頭痛、發熱、身疼、骨痛、腰骨痛、惡風、無汗而喘者、麻黃湯主之、

論曰、太陽病、或已發熱、或未發熱、必惡寒、體痛、嘔逆

脉陰陽俱緊者名曰傷寒

論曰太陽病脉浮而緊無汗發熱身疼痛八九日不解表症仍在此當發其汗麻黄湯主之

論曰傷寒八九日頭痛發熱無汗脉浮緊者麻黄湯主之

論曰傷寒脉浮緊不發汗因致衄者麻黄湯主之衄後脉仍浮者合 脉弱者不合

論曰陽明病脉浮無汗而喘發汗則愈宜麻黄湯

論內麻黄湯尚多未能悉錄止錄其最要者而已

均一寒也。但分傷寒傷經爲要着。

寒屬陰邪。傷於人之藏。則有吐利厥冷腹痛之症。故仲景立四逆湯以溫而驅之。傷於人之經。則有惡寒身體痛之症。故仲景立麻黃湯以溫而發之。一定不易之法也。但麻黃原方用藥四味。取其發表以開腠理者。獨仗麻黃一味而已。又監之以桂枝。緩之以甘草。爲恐其多而力猛也。設不多則不能勝任。此乃驅逐之師。勢無兩立。用在急。早除一日則保一日之元氣。今人知畏麻黃能傷人津液。而不顧寒邪之傷人元氣。自明季至今所患傷寒

與此明季
自晋以來
不然矣

症者概不敢用麻黄。即有用者亦未敢用二錢。反
至留禍變遷可勝數哉。吾訂用必須五錢以上。非
妄言者。
單仗麻黄則必五錢、如有羌防帮凑、則三二錢亦
可、
旨○芍藥甘草附子湯訣
芍藥甘草附子湯。汗後病解反惡寒。
惡寒附子温經用。甘芍調和病自安。
芍藥三兩訂五錢　甘草炙二兩訂三錢　附子一枚炮去皮破八片訂三錢

訂用水二碗、煎至七分、溫服、

論曰、發汗病已解、反惡寒者、虛故也、芍藥甘草附子湯主之、

改○桂枝新加湯

桂枝新加參倍芍○發汗之後身體疼○脉見沉遲必是虛○加參加姜所謂新

桂枝一兩訂五錢　芍藥四兩訂五錢　炙草二兩訂二錢

生姜四兩訂二錢　人參三兩訂五錢　大棗十二枚擘訂四錢

訂用水三碗、煮至七分、溫服、如桂枝法、非欲取微汗

論曰發汗後身疼痛脉沉遲者桂枝加芍藥生姜各
一兩參三兩主之新加湯
廿〇茯苓甘草湯訣
茯苓甘草有姜桂。汗出而渴五苓推。
汗出不渴此湯用。又治飲多厥而悸。
茯苓二兩訂五錢　桂枝二兩訂四錢　炙草一兩訂三錢
生姜三兩訂三錢
訂用水碗半煎至八分溫服
論曰傷寒汗出而渴者五苓散主之不渴者茯苓甘

草湯主之

論曰厥而心下悸以飲多宜先治水當服茯苓甘草湯却治其厥不爾水漬入胃必作利也

卄○小建中湯訣

小建桂枝加芍飴○心悸後煩虛症醫
先煩後悸是熱症○吐與酒家並不宜
浮澁沉弦木入土○表虛腹痛正當施

桂枝三兩訂五錢　膠飴一升訂一兩　炙草二兩訂三錢
生薑三兩訂五錢　芍藥六兩訂八錢　大棗十二枚訂四枚

訂用水二碗煎至七分去查內飴再微煮溶化溫服日三服酒家吐家不可用以建中湯甜故也

論曰傷寒二三日心中悸而煩者小建中湯主之

按此症是先悸後煩主虛宜用此方若先煩後悸主熱不宜此方

論曰傷寒陽脉澁陰脉弦當腹中急痛者與小建中湯不差者與小柴胡湯脉沉弦浮澁謂陰弦陽澁此木入土中故主腹痛

廿〇炙甘草湯訣

炙甘草湯羌桂棗。參麥棗仁阿地婦。

傷寒結代心動悸。又能滋陰脈可保。

炙草四兩訂五錢　生羌三兩訂四錢　桂枝三兩訂五錢

大棗十二枚訂四錢　人參二兩訂三錢　阿膠二兩訂三錢

生地一斤訂二兩　麥冬半斤訂一兩

棗仁原是麻仁半斤此症當用棗仁肺燥當用麻仁棗仁訂三錢

訂用淸酒二碗。水二碗半。先煮八味。取一碗。後去渣。內阿膠溶化服。日三服。又一名復脈湯。此傷寒之補陰法也

論曰傷寒脉結代心動悸炙甘草湯主之

註○桂枝甘草湯訣

桂枝甘草發汗多　了手冒心悸按疴

甘草和中桂實表　過汗陽虛此可和

桂枝四兩訂八錢　甘草炙二兩訂四錢

二味訂用水二碗煎至七分頓溫服日三服

論曰發汗過多其人了手自冒心心下悸欲得按者

桂枝甘草湯主之

註○苓桂棗甘湯訣

苓桂棗甘瀾水煎。　汗後臍悸作奔豚、

過汗津枯引水救。　飲多積水水成寃

茯苓半斤訂一兩五錢　桂枝四兩訂八錢　甘草炙一兩訂三錢

大棗十二枚訂四枚

四味以甘瀾水、訂用三碗、先煮茯苓、減一碗、再煮三味至七分溫服、　作甘瀾水法、取水二斗、置大盆內、以杓揚之、至水上有珠子五六千顆相逐、取用、　按古人製此水法、意欲取去水氣之用、如先煮茯苓意同、

詠曰發汗後、其人臍下悸、欲作奔豚者、茯桂枝甘草大棗湯主之、

收○桂枝去芍加苓朮湯訣

桂枝去芍加苓朮○服桂或下項強同○

翕熱無汗心滿痛○小便不利非結胸○

桂枝三兩訂五錢　炙草二兩訂三錢　生姜三兩訂五錢

茯苓三兩訂五錢　白朮三兩訂五錢　大棗十二枚訂四枚

訂用水二碗、煎至八分、温服、依桂枝湯法、水利則愈、原方係去桂、今訂改去芍

論曰、服桂枝湯、或下之、仍頭痛、項痛、翕翕發熱、無汗、心下滿、微痛、小便不利者、桂枝去芍加茯苓白朮湯、原方桂枝去桂、但去桂與症不合、今醫宗訂正桂枝去芍、則方症皆合、此係古人抄錯字無疑此症全似結胸、惟小便不利、責在飲、若小便利、即是結胸矣、

廿○苓桂朮甘湯訣

苓桂朮甘吐下後○心下逆滿胸氣朝○
起則頭眩脈沉緊○發汗動經撤振搖

茯苓四兩訂八錢　桂枝三兩訂六錢　白朮二兩訂四錢

炙草二兩訂三錢

右四味、訂用水二碗、煎至八分、日三服、

論曰、傷寒若吐若下後、心下逆滿、氣上衝胸、起則頭眩、脉沉緊、發汗則動經、身爲振振搖者、茯苓白朮桂枝甘草湯主之、

廿○梔子豉湯訣

梔子豉湯梔子豉。　或吐或汗或下欲。

懊憹煩熱胸中窒。　心下虛煩或不眠。

梔子十四枚擘　香豉四合綿裹　原方

右二味訂用水二碗半先煮梔子得二碗內香豉再煮至碗半濾服八分得吐者止後服

論曰發汗若下之而煩熱胸中窒者梔子豉湯主之

論曰下利後更煩按之心下濡者為虛煩也宜梔子豉湯

論曰發汗吐下後虛煩不得眠若劇者必反覆顛倒心中懊憹梔子豉湯主之

註○梔子甘豉湯訣

收○梔子羌豉湯全訣

梔子豉湯加甘草○　症如梔豉煩不眠○

發熱汗出不惡寒○　加甘少氣得安然○

兼嘔梔子生羌用　加減應隨病變遷

梔子豉湯方內加甘草二兩、餘依前方法、得吐、止後服、訂用八錢

梔子豉湯方內加生羌五兩、餘依前方法、得吐、止後服、訂用八錢

論曰、發汗或吐或下後、虛煩不得眠、若劇者必反覆

顛倒心中懊憹梔子豉湯主之若少氣者本湯加甘草若嘔者本湯加生姜

卌○梔子厚朴湯訣

梔子厚朴湯枳實　除煩降氣三味藥
傷寒下後心中煩　腹滿起臥不安着

梔子十四枚訂六枚　厚朴四兩姜炙訂八錢　枳實去穰炒四兩訂八錢

訂用水碗半煎至八分溫服得吐爲止不吐再作一劑

論曰傷寒下後心中煩腹滿起臥不安者梔子厚朴

湯主之

川〇梔子干羗湯訣

梔子干羗二味藥〇太陽傷寒五六日〇

大下之後熱不解〇心中結痛斯方着

梔子十四枚　干羗二兩訂六錢

二味訂用水二碗半煎至一碗半分二服得吐

止後服

論曰傷寒五六日大下之後身熱不去心中結痛者

未欲解也梔子干羗湯主之

按心中結痛、爲下後裡寒也、裡寒、故用干姜、外熱、又故用梔子、仍作表裡之劑、看此症心中結痛、而非結胸者、全在身熱不去四字、設邪熱入裡、身不發熱、即成結胸矣、

附○桃仁承氣湯訣

桃仁承氣桃仁桂○二味加入調胃湯○
外解後攻少腹急○熱結膀胱人如狂○

桃核五十個去皮尖　桂枝三兩訂五錢　大黃四兩訂六錢
炙草二兩訂四錢　芒硝二兩訂四錢

五味訂用水四碗煮四味至碗半去渣內硝溶
化分兩次當微利

論曰太陽病不解熱結膀胱其人如狂血自下下者
愈其外不解者尚未可攻當先解其外外已解但
少腹急結者乃可攻之宜此方

非○抵當湯訣

収○抵當丸訣

抵當湯丸攻血方○　俱用桃仁水蛭蝱○
表在沉微脉不結○　腹滿尿利人如狂○

水蛭三十個熬　蝱蟲三十個去頭足熬

大黃三兩去皮破六片　桃仁二十個去皮尖

右四味用水五升煮取三升去查溫服一升不下者更服

水蛭二十個熬　蝱蟲二十個去翅足熬

大黃三兩　桃仁二十五個去皮尖

右四味擣篩爲四丸以水一升煮一丸取七合服之晬時當下血若不下者更服

論曰太陽病六七日表症仍在脉微而沉反不結胸

其人發狂者以熱在下焦少腹當硬滿而小便自利者下血乃愈所以然者以太陽隨經瘀熱在裡故也宜下之以抵當湯

論曰太陽病身黃脉沉結少腹硬滿小便不利者爲無血也小便自利其人如狂者血症諦屬抵當湯

論曰陽明病其人喜忘必有畜血所以然者本有久瘀故令人喜忘屎雖硬大便反快其色必黑者宜抵當湯下之

論曰病人無表裡症發熱七八日雖脉浮數者可下

之假令下已脉數不解合熱則消穀善飢至六七日不大便者有瘀血宜抵當湯若脉數不解而下不止協熱便膿血也

論曰傷寒有熱少腹滿應小便不利今反利者為有血也當下之宜抵當丸

按有熱少腹滿小便不利責在停水五苓散症也今有熱少腹滿小便反利者責在畜血故宜抵當今人不敢信用用則必效

咏○大黄黄連瀉心湯訣

大黃黃連瀉心湯。　大下後汗反惡寒

當先解表桂枝用　沸湯漬黃攻痞安

大黃二兩許六錢　黃連一兩許三錢

右二味、以麻沸湯一碗漬須臾、絞去滓、作一服。

論曰、傷寒大下後、復發汗、心下痞、惡寒者、表未解也。不可攻痞、當先解表、乃可攻痞、解表宜桂枝湯、攻痞宜大黃黃連瀉心湯。

論曰、心下痞、按之不濡、其脈關上浮者、大黃黃連瀉心湯主之。

四〇附子瀉心湯訣

附子瀉心用附子〇湯浸三黃須臾起〇

惡寒汗出附溫經〇須藉三黃治心痞〇

一大黃二兩訂六錢　黃連一兩訂三錢　黃芩一兩訂三錢

附子一枚炮去皮破別煑取汁訂用三錢

右四味、切三味、以麻沸湯二升漬之、須臾絞去滓、內附子汁、分溫再服、

論曰、心下痞、而復惡寒汗出者、附子瀉心湯主之、

按此症、外寒內熱之症、此方亦爲表裡雙解、然浸

三黄煎附子、可知其扶陽之意、迺攻痞之意、體仲景立法、無微不到、借乎近世以訛傳訛、不敢照用仲景之方、可勝惜哉

也○甘草瀉心湯訣

甘草瀉心湯治痞○ 大棗芩連姜半夏○

因下傷氣利不止○ 日數十行谷不化○

雷鳴硬滿干嘔煩○ 此是客氣虛上逆○

甘草炙四兩訂五錢 黃芩三兩訂四錢 黃連一兩訂二錢 干姜三兩訂四錢

大棗十二枚訂四枚虔粒打偷 半夏半升洗訂五錢

訂用水三碗、煮至一碗、去渣、再煮至八分、溫服、日三劑、

論曰、傷寒中風、醫反下之、其人下利日數十行、谷不化、腹中雷鳴、心中痞硬而滿、干嘔、心煩不得安、醫見心下痞、謂病不盡、復下之、其痞益甚、此非結熱、但以胃中虛、客氣上逆、故使硬也、甘草瀉心湯主之、

論曰、脉浮而緊、而復下之、緊反入裡、則作痞、按之自濡、但氣痞耳、

按此條誤下後脉沉作痞按之濡軟是爲氣痞甘草瀉心症也

哇〇生羌瀉心湯訣

生羌瀉心半連芩〇 棗草羌參病可救〇

汗解之後胃不和〇 心下痞硬噫食臭〇

腹下水氣腹雷鳴〇 因汗下利此方湊〇

生羌四兩訂八錢 半夏半升洗製訂八錢 黃連一兩訂二錢

黃芩三兩訂五錢 炙草三兩訂四錢 人參三兩訂一兩

大棗十二枚訂四枚 干羌一兩訂三錢

八味訂用水四碗、煎至二碗、去查、再煎至八分、溫服、日三劑、

論曰、傷寒汗出解之後、胃中不和、心下痞硬、干噫食臭、脇下有水氣、腹中雷鳴、下利者、生羌瀉心湯主之、

吸○半夏瀉心湯訣

半夏瀉心羌芩連○人參甘草大棗兼○

滿而不痛成虛痞○嘔而發熱治飲先○

半夏半升洗訂五錢　干羌三兩訂四錢　黃芩三兩訂四錢

人參三兩訂四錢　炙草三兩訂四錢　大棗十二枚訂四枚
黃連一兩訂二錢
七味訂用水三碗半煎取二碗半去查再煮至
八分溫服日三劑

論曰傷寒五六日嘔而發熱者柴胡湯症具而以他藥下之柴胡症仍在者復與柴胡湯此雖已下之不為逆必蒸蒸而振却發熱汗出而解若心下滿而硬痛者此為結胸也大陷胸湯主之若滿而不痛者此為虛痞柴胡不中與也宜半夏

瀉心湯

什○赤石禹餘湯訣

赤石禹餘澁痞利○　因用理中利轉多○

理中止治中焦病○　下焦滑脫起沉痾○

赤石脂一斤碎　太乙禹餘糧一斤碎

右二味用水六升煮取二升去查分三服

論曰傷寒服湯藥下利不止心下痞硬服瀉心湯已復以他藥下之利不止醫以理中與之利益甚理中者理中焦此利在下焦赤石脂禹餘糧湯主之

復利不止者當利其小便

按利小便當用五苓散茯苓甘草湯擇用

시〇旋覆代赭湯訣

旋覆代赭解後利　噫氣不除參半羗

棗草和中先治本　重鎮咸軟此方強

旋覆三兩訂六錢　代赭一兩訂六錢　人參二兩訂一兩

炙草三兩訂四錢　生羗五兩訂一兩　大棗十二枚訂五枚

半夏半升訂六錢

右七味訂水四碗煮至二碗去查再煮至八分

服日三劑

論曰、傷寒、發汗若吐、若下、解後、心下痞硬、噫氣不除

者、旋覆代赭湯主之、

刈○大青龍湯訣

大青治兩感風寒○　無汗躁煩脈浮緊○

惡寒、身重、無少陰○　桂枝減芍入羔丼

麻黃六兩訂六錢　桂枝二兩訂三錢　炙草二兩訂三錢

杏仁四十枚訂十五枚　生姜三兩訂四錢　大棗十二枚訂四枚

石羔如雞子大綿裹碎訂二兩

右七味訂用水三碗先煮麻黄減一碗去上沫
内諸藥煮取八分温服取微汗出如無汗再服
一劑若汗出多者以温粉朴之又汗多者而致
亡陽遂虛惡風寒煩躁不得眠訂用眞武湯眞
武湯者原爲預救大青龍而設也
論曰太陽中風脉浮緊發熱惡寒身疼痛不出汗而
煩躁者大青龍湯主之　若脉微弱汗出惡風者
不可服服之則厥逆筋惕肉瞤此爲逆也
按此條謂中風而兼有傷寒之脉症則宜服若獨

但重似少陰症無少陰者是無沉細之脈又此症專注浮緩二字

見中風之脈症者、則戒服、亦既詞語淺白易曉者矣、今人因見仲景立戒反至穆不敢用大青龍湯亦久矣、吾不知設有其症設用節菴九味羌活不效者奈何

論曰傷寒脈浮緩、身不疼、但重乍有輕時、無少陰症者、大青龍主之、

按此條主用大青龍者、專重有傷寒兩字、是臬頭痛氣喘發熱無汗等症者、是謂傷寒、而兼中風之脈症者、可知脈緩者、亦有發汗之例

歌曰脈浮而緊浮則爲風緊則爲寒風則傷衛寒則傷營營衛俱病骨節煩疼當發其汗而不可下也

按此宜以大青龍發汗

右○桂二麻一湯訣

桂二麻一桂枝症○ 用桂大汗仍脈洪○

再用桂枝湯照法○ 若然似瘧此方通

桂枝一兩十七銖訂四錢　芍藥一兩六銖訂四錢　炙草一兩二銖訂四錢

大棗五枚訂四　生姜一兩六銖訂四錢　麻黃十六銖訂二錢

杏仁十六枚

右七味訂用水三碗先煮麻黃一二沸去上沫
內諸藥煮八分
論曰服桂枝湯大汗出脉洪大者與桂枝湯如前法
若形似瘧一日再發者汗出必解宜桂二麻一湯

从乙麻桂各半湯訣

麻桂各半麻桂湯　發熱惡寒如瘧狀
面赤熱色身必癢　小汗得出自安康
熱多寒少脉微弱　陽虛無汗甚相當

麻黃一兩訂三錢　大棗四枚訂三枚　炙草一兩訂三錢

杏仁二十四枚 訂十枚　芍藥一兩 訂三錢　桂枝一兩十六銖 訂三錢

生姜一兩 訂三錢

右七味、用水四碗、煎麻黃一二沸、去上沫、內諸

藥、煎至八分

按張璐曰、此方與桂枝二麻黃一湯、藥品不殊、惟

銖分稍異、而症治攸分、可見仲景製方、差多差少

之間、分毫不苟也、愚思其名各半、與桂二麻一、必

係將麻桂方所用之藥、或各用一半、或桂枝用二

分、麻用一分、或麻則用十分之一、桂則用十分之

二、但估拆其分兩、總不合數、即如桂枝二越婢一湯亦然、愚意仲景之方、人不照用、幾及千年矣、其書之翻刻、亦諒不少、必係傳寫之誤所致者無疑、

論曰、太陽病得之八九日、如瘧狀、發熱惡寒、熱多寒少、其人必嘔、清便欲自可、一日二三度發、脈微緩者、為欲愈也、脈微而惡寒者、此陰陽俱虛、不可更發汗更下更吐也、面色反有熱色者、未欲解也、以其不能得小汗出、身必癢、宜桂枝麻黃各半湯、

論曰、脈浮而遲、面色熱赤而戰惕者、六七日當汗出

而解反發熱者差遲遲爲無陽不能作汗其身必
癢也

歌○桂二越一湯訣

桂二越一桂合越○麻石七羗棗桂芍○
發熱惡寒寒反少○不可再汗因脈弱○

桂枝十八銖訂四錢　芍藥十八銖訂四錢　炙草十八銖訂四錢
大棗四枚　麻黃十八銖訂三錢　石羔二十四銖打碎綿裹訂一兩

論曰太陽病發熱惡寒熱多寒少脈微弱者此無陽
也不可發汗宜桂枝二越婢一湯

仝〇小青龍湯訣

小青龍治表不解　心下水氣干嘔是

發熱而欬渴利噫

（兼證）少腹或滿或喘利

麻桂干羌芍藥甘　細辛半夏及五味

麻黃五錢三兩訂　五味一錢半升訂　桂枝五錢三兩訂

干羌二錢三兩訂　芍藥五錢三兩訂　細辛二錢三兩訂

半夏五錢半升訂　炙草五錢三兩訂

右八味訂用水四碗先煑麻黃減二碗去上沫、

內諸藥煎八分加減法、

若渴者、去半夏、加花粉三兩訂五錢
若噎者、去麻黃、加附子、一枚炮訂三錢
若小便不利、少腹滿、去麻黃、加茯苓四兩訂六錢
若喘者、去麻黃、加杏仁、半升去皮尖訂一兩
若微利者、去麻黃、加茯苓、四兩訂六錢
此方去水氣、逐寒邪、第一方也、凡有汗者去麻
黃可也、
論曰傷寒表不解、心下有水氣、干嘔發熱而欬、或渴、
或利、或噎、或小便不利、少腹滿、或喘者、小青龍湯

主之

論曰傷寒心中有水氣欬而微喘發熱不渴小青龍湯主之服湯已渴者此寒去欲解也

治○乾姜附子湯訣

于姜附子汗下後○晝日煩躁不得眠○不嘔不渴無表症○身無大熱脉沉微

于姜一兩訂六錢　附子一枚去皮生用破八片訂四錢

右二味以水三升煮取一升頓服訂用水碗半煎八分頓服

論曰下之後、復發汗、晝日煩躁不得眠、夜而安靜、不嘔不渴、無表症、脈沉微、身無大熱者、干薑附子湯主之、

論曰下之、復發汗、必振寒、脈微細、所以然者、以內外俱虛故也、

按姜附湯功力猛、逾四逆湯、以治純陰之症、此二症皆由陽症誤治而變成陰症者、

佐○茯苓四逆湯訣

茯苓四逆參姜草。　汗下不解乃煩躁。

羌附溫經甘草和。加茯亦由水飲厥。

茯苓六兩訂二兩　人參一兩訂三錢　炙草二兩訂五錢

干羌一兩半訂五錢　附子一枚生用切八片訂三錢

訂用三碗煎至八分、溫服、以上二方皆治煩躁之急症、

論曰發汗若下之、病仍不解、煩躁者、茯苓四逆湯主之、

攷○白虎加參湯訣

白虎加參五法後○　八日不解內外熱○

汗出惡寒熱躁煩。飲水不厭此方捷

即於白虎湯內加人參三兩餘依白虎湯方

論曰傷寒脉浮發熱無汗其表不解者不可與白虎湯渴欲飲水無表症者白虎加人參湯主之

論曰傷寒若吐若汗若下後七八日不解熱結在裡表裡俱熱時汗惡風大渴舌上干燥而煩欲飲水數升者白虎加人參湯主之

論曰陽明病脉浮而緊咽躁口苦腹滿發熱汗出不惡寒反惡熱身重舌上胎者梔子豉湯主之若渴

欲飲水、口干舌燥者、白虎加人參湯主之、

訣○白虎湯訣

白虎知羔甘草米。表有熱時裡有邪。

表症未除例禁用。陽明實熱用之奢。

知母六兩訂一兩　石羔一斤碎訂三兩　炙草二兩訂四錢

粳米六合訂一杯

右四味、訂用水二碗半、煮米熟湯成、日三劑、

論曰傷寒脈浮滑、此以表有熱、裡有邪、白虎湯主之

論曰傷寒脈滑而厥者、裡有熱、白虎湯主之、

論曰三陽合病腹滿身重難以轉側口不仁面垢譫語遺尿發汗則譫語下之則額上生汗手足逆冷若自汗出者白虎湯主之

引○小承氣湯訣

小承枳朴與大黃○吐下再汗後微煩○

小便數時大便硬○譫語燥屎揔應須○

大黃四兩訂六錢　厚朴二兩訂四錢去皮　枳實三大枚炙訂一大枚

訂用水一碗半煎至八分服更衣則止不更衣再服一劑

論曰太陽病若吐若下若發汗後微煩小便數大便因硬者與小承氣湯和之

論曰下利譫語者有燥屎也宜小承氣湯

列〇麻仁丸訣

麻仁小承麻杏芍。尿利便硬為脾約。

陽明津液火蒸干。脾土剛燥須潤藥。

麻仁二升　芍藥半斤　枳實半斤　大黃一斤

厚朴一斤去皮　杏仁一升去皮尖熬如脂研

右六味蜜合丸如桐子大飲服十丸日三服漸

加以和爲度、

此方訂量每味作十分之一亦可、

論曰趺陽脉浮而濇浮則胃氣強濇則小便數浮濇相搏大便則硬其脾爲約麻仁丸主之

訓○調胃承氣湯訣

調胃承氣草黄硝○　發汗不解蒸蒸熱○
吐後腹滿及心煩○　陽明胃火炎炎烈○
但惡熱兮不惡寒○　嗢嗢欲吐此方供○

大黄四兩去皮酒浸訂七錢或一兩　芒硝半斤訂三錢　炙草二兩訂四錢

右三味用水三升煮取一升去滓內硝更煮兩沸少少溫服

論曰傷寒吐後腹脹滿者與調胃承氣湯

論曰陽明病不吐不下心煩者可與調胃承氣湯

論曰太陽病三日發汗不解蒸蒸發熱者屬胃也調胃承氣湯主之

論曰發汗後惡寒者虛故也不惡寒但熱者實也當和胃氣與調胃承氣湯

論曰太陽病過經十餘日心中嗢嗢欲吐而胸中痛

大便反溏腹微滿鬱鬱微煩先此時自極吐下也

可與調胃承氣湯

論曰傷寒十三日不解過經譫語者以有熱故也當以湯下之若小便利者大便當硬而反下利脉調和者知醫以丸藥下之非其治也若自下利者脉當微厥今反和者此爲實也調胃承氣湯主之

欽○大承氣湯訣

大承枳朴並硝黃○　發熱汗多急下康○

少陰清利咽干燥○　痞滿實燥急須當

大黃四兩酒洗訂八錢　枳實五枚炙訂二枚　厚朴半斤去皮炙訂一兩

芒硝三合訂四錢

右四味以水一斗訂三碗先煮二味取五升去查內大黃更煮取二升去查內芒硝更上微火一二沸分溫再服得下勿服

論曰陽明病發熱汗多者急下之宜大承氣湯

論曰傷寒六七日目中不了了者睛不和無表裡症大便難身微熱者此爲實也急下之宜大承氣湯

論曰少陰病六七日腹脹不大便者急下之宜大承

氣湯

論曰、少陰病得之二三日、口燥咽干者、急下之、宜大承氣湯、

論曰、少陰病自利清水、色純青、心下必痛、口干舌燥者、急下之、宜大承氣湯、

論曰、發汗不解、腹滿痛者、急下之、宜大承氣湯、腹滿不減、減不足言、當下之、宜大承氣湯、

以上論內所載急下之症六條、陽明者二、少陰者三、太陰者一、急下者、謂刻不可緩也、學者首須讀

熱以便救人

論曰病人煩熱汗出則解又如瘧狀日晡所發熱者屬陽明也脉實者宜下之脉浮虛者宜發汗下之宜大承氣湯發汗者宜桂枝湯

此條憑脉辨表裡

論曰陽明病下之心中懊憹而煩胃中有燥屎者可攻腹微滿初頭硬後必溏不可攻之若有燥屎者宜大承氣湯

論曰陽明病譫語發潮熱脉滑而疾者小承氣湯主

之因與承氣一升腹中轉失氣者更服一升若不
轉失氣者勿更與之明日又不大便脉反微濇者
裡虛也為難治不可與承氣湯也
論曰傷寒若吐若下後不解不大便五六日上至十
餘日日晡所發潮熱不惡寒獨語如見鬼狀若劇
者發則不識人循衣摸床惕而不安微喘直視脉
滑者生濇者死微者但熱譫語大承氣湯主之
論曰病人小便不利大便乍難乍易時有微熱喘冒
不能臥者有燥屎也宜承氣湯

論曰大下後六七日不大便煩不解腹滿痛此有燥屎也所以然者本有宿食故也宜大承氣湯

論曰陽明病脉微遲雖汗出不惡寒者其身必重短氣腹滿而喘有潮熱者此外欲解可攻裡也手足濈然汗出者此大便已硬也大承氣湯主之若汗多微發熱惡寒者外未解也其熱不潮未可與承氣湯若腹大滿不通者可與小承氣微和胃氣勿令大泄下

紹導法訣

導法蜜煎與孔汁○　津液既枯糞難出○
攻下藥防傷胃氣　便硬但用般般吉

孔○蜜煎導法方

用蜜半酒盃於銅竟內煮老候冷撚成條如覆核狀內入糞門外以紙或布塞住約一二刻當有大便出此法是單用蜜者另有加鹽或加皂角少許愚常以單蜜而已

紅○猪胆導法方

用大猪胆一箇將胆上原身小孔畧剜開灌老醋

少許又以小竹管一條約長二寸插半寸入胆孔線扎定以一頭插入糞門內撚其胆汁直入於肛內自然滑溜其糞即出

詩〇土瓜根導法方訣

論曰陽明病自汗出發汗小便自利者此爲津液內竭屎雖硬不可攻之當須自欲大便宜蜜煎導而通之若土瓜根及大猪胆汁皆可導

但凡大便結硬因於津枯或大便難出者均宜導法

歌○豬苓湯訣

豬苓茯澤阿滑石○　陽明熱渴停津液○

此是陽明止渴方○　不比五苓太陽藥

豬苓去皮　茯苓　澤瀉　阿膠

滑石碎各一兩訂各用錢

右五味、以水四升、先煮四味、取二升、去渣、內阿

膠烊消、溫七合、日三服、

論曰：陽明病、脈浮而緊、咽燥口苦、腹滿而喘、發熱汗

出、不惡寒、反惡熱、身重、若發汗則躁、心憒憒、反譫

語若加溫鍼必怵惕煩躁不得眠若下之則胃中空虛客氣動膈心中懊憹舌上胎者梔子豉湯主之若渴欲飲水口干舌燥者白虎加人參湯主之若脉浮發熱渴欲飲水小便不利者猪苓湯主之

陽明病汗出多而渴者不可與猪苓湯以汗多胃中燥猪苓湯復利其小便故也猪苓與五苓均可止渴利小便猪苓潤燥五苓利水卽此不同

論曰少陰病下利六七日欬而嘔渴心煩不得眠者猪苓湯主之

按猪苓湯不拘三陰三陽之經凡因津液少而渴者皆合

廿〇麻黄連翹赤小豆湯訣

麻黄連翹赤小豆。羌棗杏桑甘草湊。

傷寒瘀熱身發黄。内外分消功可奏。

麻黄二兩訂四錢　赤小豆一升訂二合　生羌一兩訂二錢

大棗十二枚訂四枚　連翹二兩訂四錢　生桑白一升訂一兩

炙草二兩訂三錢　杏仁四十枚訂十五枚

右八味訂用潦水四碗先煮麻黄再沸去上沫

右諸藥煮取一升溫服日訂三劑

論曰傷寒瘀熱在裡身必發黃麻黃連翹赤小豆湯主之

丩○茵陳湯訣

茵陳湯有梔子黃○陽明鬱濕如橘光○
小便不利腹微滿○服湯尿赤不須防○

茵陳蒿六兩訂二兩　梔子十四枚訂十枚　大黃二兩訂五錢

右三味以水一斗二升訂用水四碗先煮茵陳減二碗煮取一碗溫服日三服小便當利如皂

黃汗狀色正赤稍腹減黃從小便出也

論曰傷寒七八日身黃如橘子色小便不利腹微滿者茵陳湯主之

論曰陽明病發熱汗出此為熱越不能發黃也但頭汗出身無汗劑頸而還小便不利渴飲水漿者此為瘀熱在裡身必發黃茵陳蒿湯主之

三○梔子柏皮湯訣

梔子柏皮有茵陳○　專治陽明身熱黃○
渴飲水湯水不利○　脾傳身熱皮肉藏○

梔子十五枚　茵陳六錢一兩訂　黃柏一兩二兩訂

三味以水四升煮取一升半去查分溫再服

論曰傷寒身黃發熱梔子柏皮湯主之

川〇小柴胡湯訣

小柴人參草半芩　和解之劑薑棗侵

口苦咽干目眩赤　往來寒熱少陽尋

胸脇滿結耳聾嘔　悸渴腹痛總當斟

經期中風人血室　血瀉如瘧此湯欽

柴胡半斤訂一兩　黃芩三兩訂五錢　生薑三兩訂五錢

大棗十二枚訂四枚　半夏半斤訂五錢　人參三兩訂五錢

炙草三兩訂五錢

右七味用水一斗二升、訂四碗、煮取六升、訂煮取六升、訂煮二碗、再煮去滓、煮取三升、訂取一碗、日三服、

加減法原文

若胸中煩而不嘔、去半夏人參、加括蔞實一枚、訂用三分之一

若渴去半夏、加人參合前成四兩半、花粉四兩、訂八錢、加三錢、

若腹中痛者去黃芩、加芍藥三兩、訂六錢、

若脇下痞硬去大棗、加牡蠣四兩訂用炙過蠆壳八錢燒透不合用燒透卽是壳灰故也、

若心下悸小便不利者、去黃芩、加茯苓四兩訂用八錢、

若不渴外有微熱者、去人參、加桂枝三兩、溫服取微汗、訂六錢、

若欬者、去人參大棗生姜、加五味子半斤訂壹錢、干姜二兩訂三錢

論曰少陽之爲病口苦咽下目眩也
論曰少陽中風兩耳無所聞目赤胸中滿而煩者不可吐下吐下則悸而驚 此條禁下吐二法
論曰傷寒脉弦細頭痛發熱者屬少陽少陽不可發汗發汗則譫語此屬胃胃和則愈胃不和則煩而悸 此條禁發汗謂誤發汗則屬胃胃不和則有煩而悸 以上皆宜小柴胡湯
論曰傷寒五六日中風往來寒熱胸脇苦滿默默不欲飲食心煩喜嘔或胸中煩而不嘔或渴或腹中

痛、或脇下痞硬、或心下悸、小便不利、或不渴、身有微熱、或欬者、小柴胡湯主之、

論曰、傷寒中風、有柴胡症、便見一症便是、不必悉具、

論曰、傷寒二三日、少陽脈微者、欲已也、此條言欲愈之脈、

論曰、傷寒四五日、身熱惡風、頸項強、太陽病 脇下滿、少陽症 手足溫而渴者、陽明症 小柴胡湯主之、此三陽合症、獨治少陽之例

論曰、陽明病、發潮熱、大便溏、小便自可、胸脇滿不去、

皆與小柴胡湯

論曰陽明病、脇下硬滿、不大便而嘔、舌上白胎者、

與小柴胡湯、

上焦得通、指可以不嘔津液得下、指可以大便下行也胃氣因和、

身濈然汗出而解

此條指陽明合少陽獨治少陽之症、

論曰、凡柴胡湯病症而下之、若柴胡症仍在者、復與

柴胡、必蒸蒸而振、却發熱汗出而解、

論曰、血弱氣盡、腠理開、邪氣因入、與正氣相搏、結於

脇下正邪分爭往來寒熱休作有時默默不欲飲食藏府相連其痛必下邪高痛下故使嘔也小柴胡湯主之

論曰嘔而發熱者小柴胡湯主之

論曰婦人中風七八日續得寒熱發作有時經水適斷者此爲熱入血室其血必結故使如瘧狀發作有時小柴胡湯主之

論曰婦人傷寒發熱經水適來晝日明了暮則譫語如見鬼狀者此爲熱入血室無犯胃氣及上二焦

必自愈、此條禁汗吐下宜用小柴胡便是、

以○柴胡桂枝湯訣

柴胡桂枝芍與枝○六七日病惡寒時○

肢節煩疼嘔心結○外症未愈此方施○

柴胡四兩訂六錢 黃芩一兩半訂三錢 炙草一兩訂一錢

人參一兩半訂三錢 半夏二合半訂三錢 生薑一兩半訂三錢

桂枝一兩半訂三錢 芍藥一兩半訂三錢 大棗六枚訂三枚

訂用水三碗煮取一碗溫服日三服

論曰傷寒六七日發熱微惡寒肢節煩疼微嘔心下

支結、外症未去者，柴胡桂枝湯主之。

論曰：發汗多，亡陽譫語者，不可下，與柴胡桂枝湯，和其營衛，以通津液，後自愈。

柴胡桂枝干姜湯訣

柴胡桂枝干姜湯，芩草花粉牡蠣襄。
已汗復下胸滿結，渴而不嘔頭如漿。
寒熱往來心煩者，少陽未解此相當。

柴胡半斤訂一兩　桂枝三兩訂五錢　干姜二兩訂四錢
黃芩三兩訂五錢　炙草二兩訂四錢　花粉四兩訂五錢

牡蠣二兩訂三錢

訂用水四碗煮取二碗去查再煎至一碗溫服日三劑

論曰傷寒五六日已發汗而復下之胸脇滿微結小便不利渴而不嘔但頭汗出往來寒熱心煩者此爲未解也柴胡桂枝干羌湯主之

以○黃連湯訣

黃連湯爲表不解○　桂草干羌參半棗○
胸中有熱胃有邪○　腹中疼痛欲嘔吐○

黃連三兩訂五錢　炙甘草三兩訂五錢　干姜三兩訂五錢

半夏三錢　人參二兩訂四錢　桂枝三兩訂五錢

大棗十二枚訂四枚、

訂用水四碗煮取二碗、分晝夜合二、原文晝三夜二服

照此方可服三劑、晝夜作四次服畢、

論曰傷寒胸中有熱、胃中有邪氣、腹中痛欲嘔吐者、

黃連湯主之、

此〇大柴胡湯訣

大柴表裡方枳芍。大黃姜棗半夏芩。

發熱汗出表不解　痞硬嘔吐裡急證

柴胡半斤訂二兩　半夏半升洗訂一兩　枳實四枚炙訂二枚

大棗十二枚訂四枚　黃芩三兩訂一兩　芍藥三兩訂一兩

大黃二兩訂八錢　生薑五兩訂一兩五錢

訂用水十碗煎至六碗去查再煮至三碗分三服一日盡原用水一斗二升煮至六升去查再煮至三升分三次凡用半夏宜打扁不宜切片因見近時所用半夏皆係羗水浸煮過既以去其燥烈之性則去痰去水之力慢矣況切薄片

似魚鱗、一經水滚已經融化成漿、甚難服食、且
妨動嘔、不可不察、

論曰、傷寒發熱汗出不解、心中痞硬、嘔吐而不利者、
大柴胡湯主之、

論曰、太陽病過經十餘日、反二三下之、後四五日、柴
胡症仍在者、先與小柴胡湯、嘔不止、心下急、鬱鬱
微煩者、為未解也、與大柴胡湯下之則愈、

論曰、傷寒十餘日、熱結在裡、復往來寒熱者、與大柴
胡湯、但結胸無大熱者、此為水結在胸脇也、但頭

微汗出者、大陷胸湯主之

此條辨熱結在裡、而成痞硬者、有三症、大柴胡、大

居其一耳、

並○柴胡加芒硝湯訣

小柴胡內加芒硝○　胸脇滿嘔日晡潮○

先以小柴和解外　後除內熱此湯療

將小柴胡湯內另加硝六兩可用一兩、如見鹹苦則減少、

論曰、傷寒十三日不解、胸脇滿而嘔、日晡所發潮熱、

已而微利、此本柴胡症、下之而不得利、今反利者

知醫以丸藥下之、非其治也、潮熱者、實也、先宜小柴胡湯以解外、後以柴胡加芒消湯主之、

坎〇理中丸訣

理中參朮草干薑〇　自利不渴太陰詳〇
臍築動氣桂易朮〇　嘔多去朮加生薑〇
腹滿去朮加附子〇　陰寒四逆湯商量

人參三兩訂五錢　白朮三兩訂五錢　炙草三兩訂五錢
干薑三兩訂五錢

右四味搗篩蜜和為丸、如雞子黃許大、以沸湯

數合和一丸碎研溫服之日三四枚夜二服腹中未熱益至三四丸然不及湯湯法以四物依兩數切用水八升煮取三升去查溫服一升日三服

加減法

若臍上築者腎氣動也去朮加桂四兩

吐多者去白朮加生薑四兩

下多者還用白朮悸者加茯苓四兩

渴欲得水者加朮足前成四兩半

腹中痛者、加人參足前成四兩半、

寒者、用干姜足前成四兩半、

腹滿者、去白朮、加附子一枚、服湯後、如食頃、飲熱

粥一升許、微自溫、勿發揭衣被、

論曰、自利不渴者、屬太陰、以其藏有寒也、當溫之、宜

四逆輩、即理中

論曰、霍亂病、頭痛發熱、身疼痛、熱多欲飲水者、五苓

散主之、寒不用水者、理中丸主之、

此條宜用理中湯、

廿○干羌苓連人參湯訣

干羌苓連人參湯○　清火散寒參固中○

本自寒格復吐下○　食人即吐用之功○

干羌　黃芩　黃連　人參各三兩 訂六錢

右四味以水六升煮二升去查分煎服、

論曰傷寒本自寒格、醫復吐下之、寒格更逆吐下若

食入口即吐、干羌苓連人參湯主之、

廿一○朴羌半草人參湯訣

朴羌半草人參湯○　汗後腹脹滿不通○

氣逆濕痰作嘔惡、　散逆止嘔且安中○

厚朴炙半斤　生姜半斤　半夏半斤

炙草二兩　人參一兩

水一斗煎取三升去查分三服、

論曰發汗後腹滿者、朴姜半草人參湯主之、

圳○桂枝加芍藥湯訣

圳○桂枝加大黃湯訣

桂枝加芍又加黃○　誤入太陰從太陽○

下後腹滿加芍藥　大實滿痛加黃康○

桂枝三兩訂五錢　芍藥六兩訂一兩　大黃二兩訂四錢

炙草二兩訂三錢　生羌三兩訂五錢　大棗十二枚訂四枚

溫服日三劑

論曰本太陽病醫反下之因而腹滿時痛者屬太陰也桂枝加芍藥湯主之大實痛者桂枝加大黃湯主之

歌○麻黃附子細辛湯訣

麻黃附子細辛湯○　專治少陰合太陽○

脉細欲寐身熱發○　兩感陰陽此可當○

麻黃二兩去節訂四錢、細辛二兩訂三錢、附子一枚炮訂三錢

右三味、以水一升、先煮麻黃、減二升、去上沫、內諸藥、煮取三升、去查、溫服一升、分三服、

訂水三碗、煮一碗、日三劑、

論曰、少陰病、始得之、反發熱、脉沉者、麻黃附子細辛湯主之、

按此症係初病、即見脉沉欲卧之陰症、陰症不應發熱、故曰反發熱、若是初由陽經傳來、則應有熱、不為反、始得之、即初病之日、始見熱之謂、吾故謂

此條非傳經之病乃初病之病

歌○麻黃附子甘草湯訣

麻黃附子甘草湯○ 二三日俱少陰傷○

二三日間無裡症○ 微微發汗便安康○

麻黃二兩去節訂四錢 炙草二兩訂四錢 附子一枚泡破八片訂三錢

右三味以水七升先煮麻黃一二沸去上沫內

諸藥煮取三升去查溫服一升日三服

訂水三碗煮一碗溫服日三劑

論曰少陰病得之二三日麻黃附子甘草湯微發汗

以二三日無裡症、故微發汗也、

此○附子湯訣

附子湯治少陰沉○白朮白芍茯苓參○

口和背寒骨節痛○炙脉不出此方斟○

附子二枚去皮生用切八片訂六錢　茯苓三兩訂八錢　人參二兩訂四錢

白朮四兩訂一兩　芍藥一兩訂六錢

右五味、以水八升、煮取三升、去查、溫服一升、日三服、訂用水三碗、煎八分、溫服、日三劑、

論曰、少陰病得之一二日、口中和、其背惡寒者、當灸

之附子湯主之此條症當知其兼有但欲寐以及
脉微欲絕始用此方也
論曰少陰病身體疼痛骨節疼痛脉沉微者附子湯
主之微者幾於絕也
廿○四逆湯
四逆湯用甘草君○干羌生附治純陰○
脉沉微細吐利厥○陰症亡陽身痛欽
干羌一兩半 訂四錢　炙草二兩 訂五錢　附子一枚用生切八片 訂用四錢
右三味以水三升煮取一升二合去查分温再

服強人可大附子一枚干姜三兩訂用水三碗

煮至碗半分兩次服

論曰少陰病脈沉者急溫之宜四逆湯

論曰病發熱頭痛脈沉若不差身體疼痛下利清穀

當溫其裡宜四逆湯

論曰傷寒醫下之續得下利谷不止身疼痛者急當

救裡後身疼痛清便自調者急當救表救裡宜四

逆湯救表宜桂枝湯

論曰大汗出熱不去內拘急四肢疼又下利厥逆而

惡寒者四逆湯主之亡陽例

論曰大汗若大下利而厥冷者四逆湯主之此亦入亡陽例

論曰嘔而脈弱小便復利身有微熱見厥者難治四逆湯主之微亡陽於外上嘔下利中虛見厥

論曰既吐且利小便復利而大汗出下利清谷內寒外熱脈微欲絕者四逆湯主之兩感

論曰吐利汗出發熱惡寒四肢拘急手足厥冷者四逆湯主之兩感

按以上九症若係初病者可救者多若係傳經而來者可救者少矣又當看其人自能行動有精神者吉若衰者凶

凡服四逆附子等湯務須日夕連服不得限以壹日三服雖日夜十次亦合

廿二〇白通湯訣

白通湯是四逆蔥。附子生用羌須干。
一兩一枚溫經用。脈微利厥白通安

蔥白四莖　干羌一兩訂四錢　附子一枚生用切片

右三味、以水三升、煮取一升、去查、分溫再服、
兩次服、

論曰、少陰病、下利、白通湯主之、

故○白通尿胆湯訣

白通尿胆下利厥○　少陰無脉干嘔煩○
服湯脉暴出者死○　由微漸大慶重生

葱白 四莖　干姜 一兩訂六錢　附子 一枚生用切片訂一小枚
人尿 五合訂半碗　猪胆汁 一合訂一個

以上三味、以水三升、煮取一升、去查、內胆汁人

尿和令相得分溫再服若無膽亦可用　訂兩次服

論曰少陰病下利脉微者與白通湯利不止厥逆無脉乾嘔煩者白通加猪膽汁湯主之服湯脉暴出者死微續者生

計○真武湯訣

真武薑附茯苓朮○　發熱悸眩動振振○
下利去苓嘔去附○　咳加五味細辛姜○
陽虛內外水氣重○　腎經寒實此方商○

生羗三兩訂二兩　附子一枚炮　茯苓三兩訂二兩　芍藥三兩訂二兩

白朮二兩訂一兩

右五味、以水八升、煮取三升、去查、溫服七合、日三服、訂三服、

加減法

若咳者、加五味子半升訂一錢、細辛干羗各一兩訂各三錢、

若小便利者、去茯苓、

若下利者、去芍藥、加干羗二兩訂一兩、

若嘔者、去附子、加生羗足前成半斤訂四兩

論曰少陰病二三日不已至四五日腹痛小便不利四肢沉重疼痛自下利者此為有水氣其人或欬或小便不利或下利或嘔者眞武湯主之

論曰太陽病發汗汗出不解其人仍發熱心下悸頭眩身瞤動振振欲擗地者眞武湯主之

小青龍與眞武二方皆治水氣之主劑然小青龍治表未解中外寒實之水氣職司太陽眞武治表已解中外寒實之水氣職司少陰

歌曰○通脉四逆湯歌訣

通脉四逆即四逆○利清穀裡寒外熱○
手足厥逆脉欲無○反不惡寒面色赤○
面赤加葱須九莖○咽痛去芍加桔梗○
炙草二兩訂二兩　干姜三兩彊人四兩訂二兩　附子大者一枚生用訂一小枚
右三味以水三升煮取一升二合分溫再服其
脉自出　訂作分兩次服此救急減少則誤
加減法
面色赤加葱九莖
腹中痛者去葱加芍藥二兩訂八錢

嘔者加生姜、二兩 訂一兩

咽痛去芍藥加桔梗、一兩 訂六錢

利止脉不出者去桔梗、加人參、二兩 訂一兩

、病皆與方相應乃服之、

論曰少陰病下利清穀裡寒外熱、手足厥逆脉微欲、絕身反不惡寒其人面赤、或腹痛、或干嘔或咽痛、或利止脉不出者、通脉四逆湯主之

、論曰下利清穀裡寒外熱汗出而厥者、通脉四逆湯主之、

白通二方、四逆三方、附子一方、這五方、附子皆生
用，皆爲少陰下利而設，取其溫經散寒；眞武則用熟
附，取其溫經去飲。白通諸方以通陽爲重，眞武以
益陽爲先，干姜生附以溫經，生姜佐熟附以散。

引○吳茱萸湯訣

吳茱萸湯參棗姜，少陰吐利煩躁殃。
厥陰頭痛胃寒嘔，手足厥冷總當嘗。

吳萸一升（訂一兩） 人參三兩（訂六錢） 生姜六兩（訂五錢）

大棗十二枚

右水三碗煎至碗半分服日三劑

論曰少陰病吐利手足逆冷煩躁欲死者吴茱萸湯主之

論曰食谷欲嘔屬陽明也吴茱萸湯主之得湯反劇者屬上焦也

論曰干嘔吐涎沫頭痛者吴茱萸湯主之

訓○四逆散

四逆散甘柴芍枳。　斂陰泄熱少陰厥。

厥有陰陽須辨明○厥由熱深必是實

柴胡、　炙草、　枳實炙、　芍藥、

右四味各十分搗篩白飲和服方寸匕日三服、

加減法

欬者加五味子乾薑各五分并主下利、

悸者加桂五分、

小便不利者加茯苓五分、

腹中痛者加附子一枚炮令坼、

泄利下重者先以水五升煮薤白三升煮取三升、

去渣以散三方寸匕內湯中煮取一升半分溫

再服

□曰少陰病四逆其人或欬或悸或小便不利或腹

中痛泄利下重者四逆散主之

歌○黃連阿膠湯訣

黃連阿膠芩雞芍○少陰得之二三日○

心中煩兮不得臥○潤燥滋陰此方得○

黃連四兩　黃芩二兩　芍藥二兩

雞子黃二枚　阿膠三兩

右五味以水六升先煮三物取二升去滓內阿膠烊盡小冷內雞子黃攪令相得溫服七合日三服

論曰少陰病得之二三日以上心中煩不得臥黃連阿膠湯主之

訣○猪膚湯訣

少陰熱病猪膚湯○　鉛粉五合蜜一升○

咽痛腹滿並心煩　腎陰火動此方精

猪膚一斤卽猪之革外皮膚也

其體經而味鹹者

右一味以水一斗煮取五升去查加白蜜一升

白粉五合熬香和令相得温分六服

論曰少陰病下利咽痛胸滿心煩猪膚湯主之

註○甘草湯　甘桔湯

甘草甘桔分二方　少陰咽痛可相當

先用甘草後甘桔　無非火降喉安康

甘草二兩

右一味用水三升煮取一升半去查温服七合

日二服

桔梗一兩　甘草二兩

右二味以水三升煮取一升去查温服五合

論曰少陰病二三日咽痛者可與甘草湯不差與桔梗湯

芸○○半夏散及湯訣

半夏散草用桂枝　咽中盡痛此方施

夾火夾風夾療者　少陰之外也難醫

半夏洗　桂枝　炙草各等分

右三味各别擣篩已合治之白飲和服方寸匕

日三服若不能散服者以水一升煎七沸內散兩方寸匕更煮三沸下火令小冷少少嚥之半夏有毒似不當散服

論曰少陰病咽中痛半夏散及湯主之

故○苦酒湯訣

苦酒半夏內雞子○　咽中生瘡不語言○

半夏去痰雞子用　苦酒斂其火上炎

半夏十四枚如棗核大　雞子一枚去黃取白內半夏與苦酒於殼中令滿將雞子殼置刀環中安火令沸少少含嚥不差更作三服

論曰少陰病咽中傷生瘡不能語言聲不出者苦酒湯主之

外○桃花湯訣

桃花赤石糯干姜○腹痛下利便膿血○

少陰週身四肢熱○熱結膀胱便紅決○

赤石脂一斤（一半全用 一半篩用）　干姜一兩　糯米一升

右三味以水七升煮米令熟去滓溫服七合內赤石脂末方寸匕日三服愈餘勿服

論曰少陰病二三日至四五日腹痛小便不利下利

不止、便血濃者、桃花湯主之、
論曰、少陰病下利便濃血者、桃花湯主之、
論曰、少陰病八九日、一身手足盡熱者、以熱在膀胱、
必便血也、
按少陰病難得者身熱、今一身手足熱、是邪還於
表、熱蓄於膀胱、故下濃血也、仲景雖未預方、亦宜
桃花湯主之、或白頭翁、且要看先下利後便濃血、
則宜桃花湯、若初利即見膿血、是熱盛、則當白頭
翁、或黃連阿膠為合也、蒼朮湯亦可

又○烏梅丸訣

烏梅參歸連柏細○　苦酒附子椒姜桂○

厥陰得食嘔而煩○　溫藏安蚘蚘厥劑○

寒熱雜合厥陰多○　蚘厥下利即此例○

烏梅 二百枚訂五枚　細辛 六兩訂二錢　干姜 十兩訂一兩

黃連 十六兩或一兩或五錢　當歸 四兩訂一兩　附子 六兩訂三錢

桂枝 六兩訂一兩　蜀椒 四兩出汗訂五錢　人參 六兩訂二兩

黃柏 六兩訂一兩、

右十味異搗篩合治之、以苦酒漬烏梅一宿去

核蒸之五升米下、飯熟、搗成泥、和酒令相得、內臼中與蜜杵二千下、如梧桐子大、先食飲服十丸、日三服、稍加至二十丸、禁生冷滑物等、

右訂定分兩、改作湯用水三碗、煮至碗半、分兩服、

論曰、傷寒脈微而厥、（凡厥陰病皆有此）至七八日膚冷、（凡厥陰亦如此）其人躁無暫時安者、此為藏寒、非蚘厥也、（辨係藏厥非蚘厥）蚘厥者、其人當吐蚘、令病者靜而復時煩者、非為藏寒、（辨係蚘厥非藏寒）蚘上入其膈、故煩、須臾復止、

得食而嘔又煩者蚘聞食臭出其人當自吐蚘蚘厥者烏梅丸主之又主久利

按烏梅丸方寒熱夾雜之藥爲治厥陰中寒熱夾雜之病但偏於熱者則可減少熱藥偏於寒者可減少寒藥此方治蚘厥之方也久利之病亦妙

刘○當歸四逆湯訣

刘○當歸四逆加吳茱萸生姜湯訣

當歸四逆細歸通○　加入桂枝治厥功○

再加吳萸生姜入○　内有久寒更可宗○

當歸三兩訂六錢 桂枝 芍藥 細辛

通草、炙草二兩訂一兩、大棗二十五枚訂八枚、

右七味、以水八升、煮取三升、去滓、服一升、日三

服、訂一服

即將前方內另加吳茱萸半斤、生姜三兩

右九味、以水六升、清酒六升、和煮取五升、去查、

溫服分作五服、一方水酒各四升

論曰、手足厥寒、脉細欲絕者、當歸四逆湯主之、若其

人內有久寒、宜當歸四逆加吳茱萸生姜湯、

奴乙白頭翁湯訣

白頭翁湯連柏秦。下利飲水此方珍。
熱痢下重均用此。不慮血膿數十行。

白頭翁三兩訂六錢　黃連三兩訂五錢　黃柏三兩訂五錢
秦皮三兩訂六錢

右四味、以水七升、煮取三升、温服一升、
訂用三碗煎八分温服、

論曰、下利欲飲水者、以有熱故也、此方主之、熱痢下重者、亦此方主之

訣○葛根湯

社○葛根加半夏湯訣

葛根湯內桂枝湯○加入葛根及麻黃○
太陽合病下利治○不利但嘔加夏方○
葛根又治剛痓症○陽明經症也相當○

葛根四兩　麻黃三兩去麻　桂枝二兩　芍藥二兩
炙甘草二兩　大棗十二枚　生薑二兩

右七味、㕮咀、以水一斗、先煮麻黃葛根、減二升、
去沫、內諸藥、煮取三升、溫服一升、覆取微汗、不

須飲粥餘依桂枝法、

論曰、太陽與陽明合病者、必自下利、葛根湯主之、太陽與陽明合病、不下利、但嘔者、葛根加半夏湯主之、

論曰、太陽病、項背強几几、無汗惡風者、葛根湯主之、

注〇黃芩湯訣

注〇黃芩加半夏生姜湯訣

黃芩湯用芍甘棗〇 太少合病下利保〇

再加半夏與生姜〇 下利之外又兼嘔〇

黃芩三兩訂五錢　炙草三兩訂三錢　芍藥二兩訂四錢

大棗十二枚訂四枚

右四味以水一斗、煮取三升、去查、服一升、日三服、日二夜一、訂作一服之數、

於黃芩湯內加半夏、半斤生姜、三兩餘依黃芩湯法、

論曰太陽與少陽合病、自下利者、與黃芩湯、若嘔者、加半夏生姜、

按加半夏生姜、取其降氣行痰和解之法也、

枝〇枳實梔豉湯訣

枳實梔豉治勞復、若然宿食加大黃、
或汗或下二方選、差後復熱小柴當

枳實三枚炙　梔子十四枚　豆豉一升綿裹

右三味、以清漿水七升、空煮取四升、內枳實梔子煮取二升、下豆豉、更煮五六沸、去查、溫服取微汗、

大病差、勞復者、枳實梔子豉湯主之、若有宿食者、加大黃如博碁子大五六枚、

百〇牡蠣澤瀉散訣

牡蠣澤瀉花粉漆　商陸海藻苦亭藶

大病差復何用此　從腰以下水氣迎

牡蠣熬　花粉　澤瀉　蜀漆　商陸

海藻　亭藶苦的熬　條等分

右七味異搗下篩為散更入臼中治之白飲和服方寸匕日三服小便利止後服

論曰大病差後從腰以下有水氣者牡蠣澤瀉散主之

詞○理中丸訣

大病差後理中丸。喜唾不了胸中寒。

朮參炙草培中氣。寒唾涎沫頓羌干。

白朮　人參　炙草　干羌

右四味等分爲丸、此方分兩以載太陰方內、

論曰大病差後、喜唾、久不了了、胸上有寒、當以丸藥溫之、宜理中丸、

詞○竹葉石羔湯訣

竹葉石羔湯人參。草夏麥冬粳米侵。

虛羸少氣逆欲吐。　暑煩熱渴脉虛等。

竹葉二把訂四兩　石羔一斤訂八兩　半夏半升洗訂一杯

人參二兩訂一兩五錢　炙草二兩訂一兩　糯米半升訂一杯

麥冬一升去心訂三兩

右七味，以水一斗，煮取六升，去滓，內粳米，煮米熟，湯成去米，溫服一升，日三服。　訂用水八碗，煮取六碗，去查，煮米熟，成三碗，分三次，一日服之。

論曰：傷寒解後，虛羸少氣，氣逆欲嘔，竹葉石羔湯主

……說

……也

背○燒褌散訣

燒褌散燒褌褌布○　差後易病男女同○

身重少氣少腹急○　或引陰攣熱衝胸○

頭重眼花膝脛急○　褌襠燒灰當藥供

男女褌襠近隱處取燒作灰

右一味水服方寸匕日三服小便即利陰頭微

腫此爲愈矣婦人取男子褌燒灰服

論曰傷寒陰陽易之爲病其人身體重少氣少腹裏

急或引陰中拘攣熱上衝胸頭重眼花膝脛拘急

者燒裩散主之、此症四日難治、又單方用千羌四兩爲末、每用五錢白滚水調服、蓋衣出汗立愈、按此症似屬肝腎、如燒裩散不驗、仍當補血滋陰爲主、

又方、薑一把、雄鼠屎二十一粒、水煎服取汗、

旨〇陽旦湯訣

旨〇陰旦湯訣

陽旦桂枝湯加芩〇　陰旦桂枝加千羌〇

一治夾熱一夾寒〇　寒用陰兮熱用陽〇

即桂枝湯加黃芩、分兩隨宜

即桂枝湯加干姜 分兩隨宜

陽旦治症

此方論內未議其症、凡中風夾熱者、或溫暑症汗出發熱惡寒者、或產後中風夾熱者皆宜金匱載產後門、

陰旦治症

此方論內未載方症、因見金鑑列於陽旦湯方後、予故編入、然思此方可補太陽經症凡夾寒者

宜之譬如漏汗症、桂枝加附子湯設稍輕者、節

用此方吾謂此二方可繼桂枝之不及者吾凡

治外感有汗之症多用之

旨○甘草干姜湯訣

甘草干姜治誤治○用治厥逆夜半温○

旨○芍藥甘草湯訣

芍藥甘草治拘急○初因亡陽用此伸○

甘草炙四兩、干姜[redacted]

右二味以水三升煮取一升五合去滓分温再

服、

芍藥四兩、　炙草四兩

右二味以水三升煑取一升五合去滓分溫再

服、

論曰症象陽旦誤以桂枝湯加附子參其間以致增

劇厥逆咽中乾煩躁譫語煩亂飲甘草干羌湯夜

半陽氣還兩足當溫脛尚微拘急重與芍藥湯爾

乃脛伸、

按此甘草干羌湯是治亡陽手足厥冷者芍藥甘

草湯是治誤治脛足拘急欲和陰氣者

皆○麻黃升麻湯訣

麻黃升麻治坏症○萎蕤芩朮草天冬○

歸芍知芩羔羌桂○大下沉遲下部空○

咽喉不利吐膿血○泄利不止醫無功○

麻黃二兩半去節　升麻一兩一分　當歸一兩一分

知母十八銖　黃芩十八銖　萎蕤十八銖

石羔六銖綿裹　白朮六銖　干姜六銖

芍藥六銖　天冬六銖去心　桂枝六銖

茯苓六銖　炙草六銖

右十四味以水一斗先煮麻黄一二沸去上沫内諸藥煮取三升去查分温三服相去如炊三升米頃令盡汗出愈

按計其方共得六兩餘藥何須用水一斗一不合也麻黄當歸升麻三味着四兩此外十一味共得二兩餘重輕過當二不合也石羔桂枝皆君藥矣僅用六銖何所取義三不合也吾疑此方分兩必係傳錯者此方未必有人用過者但取其義以爲

法可也

論曰傷寒六七日大下後寸脉沉而遲手足厥逆下部脉不至咽喉不利唾膿血泄利不止者爲難治麻黄升麻湯主之

此症仍有身熱也故仲景用麻黄桂枝發汗是治外熱白虎治內熱者上則有咽喉不利唾膿血之陽邪下則有泄利不止下部無脉之陰邪外則有發厥脉遲內則膿血泄利此乃上下內外寒熱錯雜之症故此方有發表有清火有治寒有治熱亦

內外夾雜之方眞足以開後學治壞症之大法門者、

皆○柴胡加龍骨牡蠣湯訣

柴胡加龍牡蠣湯○ 小柴去苓加大黃○
鉛桂合爲十一味○ 下後胸滿又驚煩○
小便不利又譫語○ 身重沉沉轉側難○

柴胡四兩 大棗二枚 半夏二合 人參兩半
生薑一兩 茯苓兩半 牡蠣兩半 大黃二兩
龍骨二兩 桂枝兩半 鉛丹

右十一味以水八升煑取四升內大黃切如碁
子更煑二沸溫服一升

論曰傷寒八九日下之胸滿煩驚小便不利譫語一
身盡重不可轉側者柴胡加龍骨牡蠣湯主之

旨○桂枝加桂湯訣

桂枝加桂誤用針○　針處起核起赤痕○
奔豚少腹氣衝心○　灸核各一將湯齎○
將桂枝湯加桂二兩成五兩餘依桂枝湯法

論曰太陽傷寒者加溫鍼必驚也燒針令其汗針處

被寒、核起而赤者、必發奔豚氣從少腹上衝心胸、先灸核上各一壯、與桂枝加桂湯更加桂、

旨○桂枝湯芍加蜀漆龍骨牡蠣救逆湯訣

桂枝去芍加蜀漆○龍骨牡蠣救逆湯○

脉浮火逼刼陽亡○驚狂起臥不安康○

桂枝三兩 炙草二兩 生羌三兩 牡蠣五兩熬

龍骨四兩 大棗十二枚 蜀漆三兩洗去腳

右七味、以水一斗二升、先煮蜀漆減二升、內諸藥、煮取三升、去渣、溫服一升、日三服、

論曰傷寒脉浮醫以火逼刧之亡陽驚狂臥不安者此方主之

習○桂枝甘草龍蠣湯訣

桂枝甘草龍蠣湯○燒針之後躁煩當○此治因針之壞症○於今少用姑存方

桂枝二兩　炙草二兩　龍骨二兩　牡蠣二兩熬

右四味爲末以水五升煮取二升半去滓溫服八合日三服

論曰火逆用火針發汗致逆也下之因燒針煩躁者桂枝甘草

龍骨牡蠣湯主之

旨○桂枝加葛根湯　用治痓病熱惡寒○

桂枝湯加葛根湯○　頭搖口噤背反張○

頸項強急時頭熱○　有汗爲柔無汗剛○

目赤脉赤頭面熱○　無汗剛痓葛根湯○

有汗桂枝加葛治

於桂枝湯內加葛根三兩餘依桂枝湯法

論曰病身熱足寒頸項強急惡寒時頭熱面赤目脉赤獨頭面搖卒口噤背反張者痓病也

論曰、太陽病、發熱、脉沉而細者、名曰痙。

論曰、太陽病、發熱無汗、反惡寒者、名曰剛痙、太陽病、

發熱汗出、而不惡寒者、名曰柔痙、

論曰、太陽病、項背強几几、無汗惡風、葛根湯主之、

論曰、太陽病、項背強几几、反汗出惡風者、桂枝加葛

根爲湯主之、

皆○桂枝附子湯訣

皆○桂枝附子去桂枝加白朮湯訣

桂枝附子風濕疾。草棗生薑爲准則。

不嘔不渴脉虚浮。疼痛難側八九日。

便硬兼之小便利。去桂枝加白朮。

桂枝四兩　附子三枚　炙草二兩　生姜三兩

大棗十二枚

右五味、以水六升、煮二升、分三服、

附子三枚炮　白朮四兩　生姜三兩　大棗十二枚

炙草二兩

右五味、以水六升、煮取二升、去查、分溫三服、初一服、其人身如痺、半日許、復服之、三服都盡、其人如冐狀勿怪此以附朮併走皮內逐水氣未得除故使之耳法當附四兩此本一方二法以大便硬小便自利去桂也以大便不硬小便不利當加桂附子三枚恐多也虛弱家及産婦宜減之原文

論曰傷寒八九日風濕相搏身體疼痛不能自轉側不嘔不渴脉浮虛而濇者桂枝附子湯主之若其人大便硬小便小利者去桂枝加白朮湯主之

皆〇甘草附子湯訣

甘草附子湯桂朮○風濕掣痛難伸屈○
汗出短氣便不利○惡風時或微腫出

炙草二兩　附子泡二枚　桂枝四兩　白朮二兩

右四味以水六升煮取三升去渣溫服一升日三服初服得微汗則解能食汗止復煩者服五合恐一升多者宜服六合爲妙

論曰風濕相搏骨節疼煩掣痛不得屈伸近之則痛劇汗出短氣小便不利惡風不欲去衣或身微腫者甘草附子湯主之